인지력 향상을 위한

뇌건강 활동지 2

머리말

고령화가 점차 증가하는 추세인 우리나라는 통계청에 자료에 의하면 알츠하이머형 치매가 71.3%에 달하며 혈관성 치매는 16.9%, 그리고 기타 치매는 11.8%인 것으로 나타났다. 그중에서도 65세 이상 노인인구의 25%가 넘는 것으로 밝혀져, 향후 치매 환자의 급증에 따른 심각한 사회문제가 예상되고 있다.

치매란 대뇌 신경세포의 손상 따위로 말미암아 단기 · 장기 기억력, 사고력, 지남력, 이해력, 언어력, 계산능력, 학습능력, 인지기능과 고등정신기능 등이 지속적 · 본질적으로 상실되는 병을 말한다. 치매는 한 가지가 아니라 여러 가지 원인으로 발병된 최종적인 결과나 상태를 말한다. 치매의 원인이 되는 질환으로는 내과, 신경과 및 정신과 질환 등 70여 종류가 있는 것으로 알려져 있다.

치매는 노인인구 가운데 높은 유병률(지역 인구에 대한 일정한 환자 수의 비율)을 보이고 있는 무서운 질병이므로 예방과 치료를 빨리 해야 한다. 치매에 걸리면 치매 노인뿐만 아니라 치매환자를 부양하고 있는 가족까지 황폐화시키는 무서운 질병이다. 최근 출생률 저하와 평균수명 증가 등으로 고령화 사회가 빠르게 진행됨으로써 노인 치매는 사회문제로 대두되고 있다. 특히 주로 가정에서 담당했던 치매 노인 부양이 핵가족화로 인해 점차 공공부문으로 이전되고 있다. 따라서 치매 노인에 대한 적극적인 대책이 국가적으로 중요한 정책과제로 부상하고 있다.

치매를 예방하기 위해서는 꾸준히 뇌를 자극할 수 있는 다양한 프로그램을 습관적으로 해야 한다. 이 교재는 치매를 예방하기 위하여 10가지의 능력을 회복시키거나 높이기 위하여 만들어진 활동지이다.

2022년 4월

인지력 향상을 위한 뇌건강 활동지의 활용 안내

치매예방을 위해서는 생활습관부터 바꿔야 한다. 일상생활에서 하는 습관적 행동 하나하나가 치매의 원인일 가능성이 높기 때문이다. 몸을 많이 움직이고 뇌를 활발하게 하는 사람들이 치매에 걸리지 않을 뿐 아니라 건강하고 행복한 노후를 보낸다는 연구 결과들에서도 그 사실을 확인할 수 있다.

인지력 향상과 치매예방을 위한 '뇌건강 활동지'는 생활습관에 초점을 맞추고 매일매일 프로그램을 따라함으로써 습관이 몸에 배이도록 체계적으로 설계되어 있다. 그리고 프로그램을 매일 체크해 부족한 점을 다시 실행할 수 있도록 되어 있다.

쉽게 따라할 수 있는 박수치기는 뇌를 활성화시키는 동작이지만 몸에도 좋은 운동 중 하나이다. 손가락 끝과 손바닥을 만져주는 것만으로도 뇌를 건강하게 해주는 동작이다.

인지훈련 프로그램은 난이도에 따라 1단계부터 3단계까지 학습자의 상황에 따라 적용할 수 있다.

- 활동지는 주 단위로 나누어 지남력, 집중력, 지각력, 기억력, 언어력, 판단력, 시공간력, 계산능력, 활동능력, 일기쓰기 등으로 구성되어 있다.
- 활동지의 효과적 활용을 위해 지도자가 학습자에게 활동지를 해결하는 방법과 마감시간을 알려주어야 한다.
- 일기쓰기는 양식에 맞춰 매일 쓰도록 지도한다.
- 활동지를 해결한 후에는 학습자에게 소감을 물어보고 다음 학습을 예고한다.
- 치매를 예방하는 매일매일 생활습관 체크리스트에서 다루는 '치매예방체조'와 2권의 '노인 건강을 위한 하체근력 운동', 3권의 '쉽게 할 수 있는 일상 속 8가지 근육운동'은 장일상 외의 《치매예방을 위한 인지활동 프로그램》(서현사, 2019) 298~313쪽을 참고하였다.

◎ 치매를 예방하는 매일매일 생활습관 체크리스트

	생활습관	1	2	3	4	5	6	7	8	9	10
건강한 신체	제자리걷기를 20분 하셨나요?										
	큰 소리로 '하하하호호호' 웃으며 박수치기를 120번 하셨나요?										
	TV를 보면서 발끝 부딪치기를 36회 이상 하셨나요?										
	근력운동을 따라하셨나요?										
	몸을 풀어주는 스트레칭은 충분히 하셨나요?										
	치매예방체조를 처음부터 끝까지 하셨나요?										
	청결을 위해 샤워나 목욕을 하셨나요?										
	침구나 집안청소, 주변정리를 하셨나요?										
풍부한 영양	세끼 식사는 하셨나요?										
	고기나 콩 같은 단백질 식품을 드셨나요?										
	호두나 잣 같은 견과류를 드셨나요?										
	뼈를 건강하게 하는 칼슘을 섭취하셨나요?										
	피를 맑게 하는 야채도 드셨나요?										
	비타민이 풍부한 과일을 드셨나요?										
	천천히 오랫동안 씹으면서 드셨나요?										
	과식하지 않고 알맞은 양을 드셨나요?										
즐거운 여가	취미활동(바둑, 장기, 뜨개질 등)을 하셨나요?										
	친구랑 얘기를 나누며 산책을 하셨나요?										
	그림그리기, 색칠하기를 하셨나요?										
	노래 따라 부르기를 하셨나요?										
	교회나 성당, 절에서 종교 활동을 하셨나요?										
	신문이나 책을 읽으셨나요?										
	노인정, 복지관 등에서 친구를 만나셨나요?										
	하루를 뒤돌아보는 일기쓰기를 하셨나요?										
나의 계획											

잘지켰습니다 ◡̈ 보통 ─ 못지켰습니다 ◠̈

11 12 13 14 15 16 17 18 19 20 21 22 23 24 25 26 27 28 29 30 31

목차

◎노인 건강을 위한 하체근력 운동

나이가 들수록 활동량이 줄어들어 하체근력이 약해지기 때문에 낙상 위험이 높은 노인들은 외출조차 두렵다. 그러므로 미리미리 하체근력을 키우는 운동을 해야 한다. 하체근력이 좋아지면 빠르게 균형을 바로잡아주기 때문에 쉽게 넘어지지 않는다. 또한 하체운동이 뼈에 자극을 주어 골밀도를 높여주기 때문에 골절 위험도 낮아진다.

아래의 다섯 가지 운동만 매일해도 고관절 근처의 허벅지와 엉덩이 근육, 발목과 종아리 근육을 강화하고 균형 감각을 길러준다. 그러면 노인들의 보행능력을 높일 수 있고, 낙상으로 인한 골절의 위험성까지도 예방할 수 있다.

운동	방법
걷 기	• 처음 제자리걷기 2분, 나중에는 5분 걷기를 한다. • 정해둔 집주변의 경로를 5분 걷기, 매주 걷는 시간을 늘린다.
벽 밀기	• 어깨 높이의 벽에 두 손을 대고 60~90cm 정도 발을 벌린다. • 다리와 엉덩이 허리를 반듯하게 펴고 일직선이 되게 한다. • 팔을 구부려 팔굽혀펴기를 하는 동작을 한다. • 처음에는 5번, 나중에는 15번 동작을 반복한다.
발꿈치 올리기	• 앞을 보고 서서 의자나 싱크대 위에 손을 가볍게 놓는다. 발뒤꿈치를 들어올려 멈췄다가 천천히 내린다. • 한 발로 서서 한쪽 다리를 구부리고 발뒤꿈치를 들어올려 멈췄다가 천천히 내리기를 5번 반복한다. 15번까지 횟수를 늘리면서 다른 쪽도 동일한 요령으로 한다.
발가락 두드리기	• 손으로 의자나 싱크대를 잡고, 발을 번갈아 사용하면서 발가락을 올렸다 내리며 바닥을 두드린다. • 처음에는 2분간, 나중에는 동일한 동작을 5분간 단단한 표면을 잡지 않고 한다.
한쪽 엉덩이 올리기	• 단단한 의자에 앉아 왼쪽 무릎 위에 오른쪽 무릎을 올리고 엉덩이를 들어올렸다가 내린다. 같은 동작을 바꿔서 5분 정도 반복한다.

1•1 지남력

편찮은 어르신이 배가 고파서 식사를 하려고 합니다.
말을 하지 않고도 필요한 의사를 전달할 수 있는 그림카드를 찾아보세요.

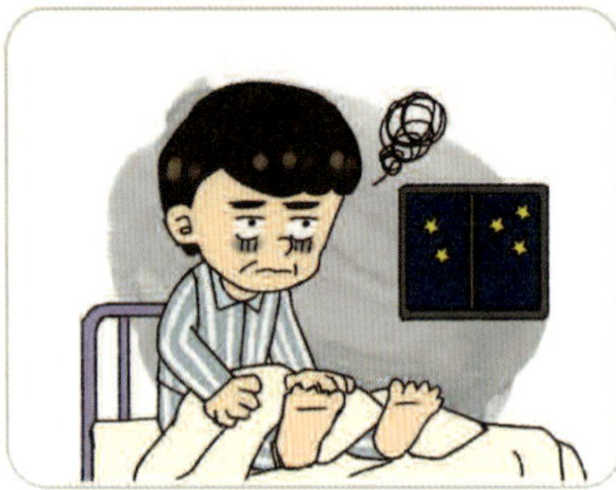

졸린데 잠이 안와요.

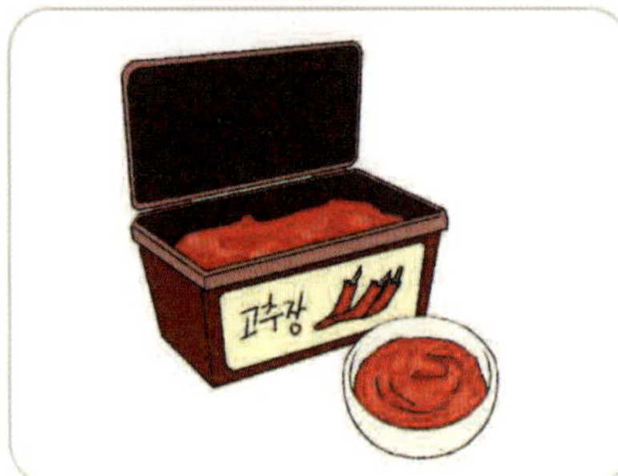

고추장 주세요.

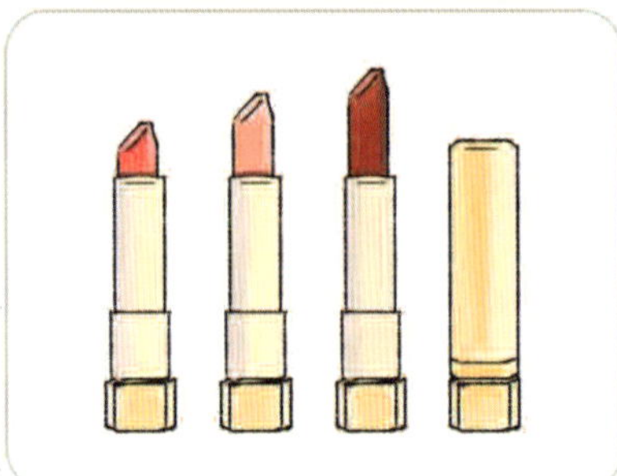

립스틱을 발라주세요.

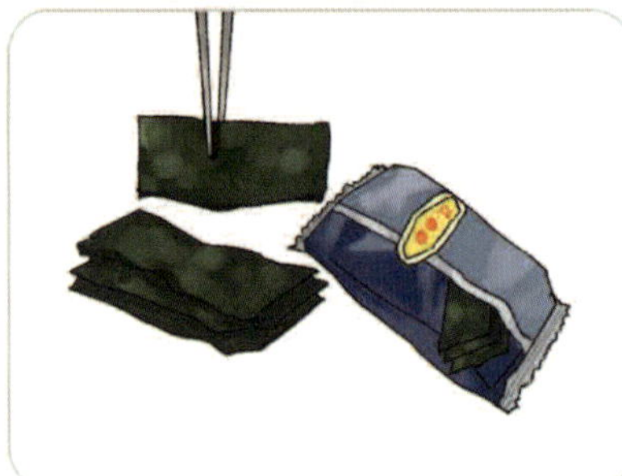

김 주세요.

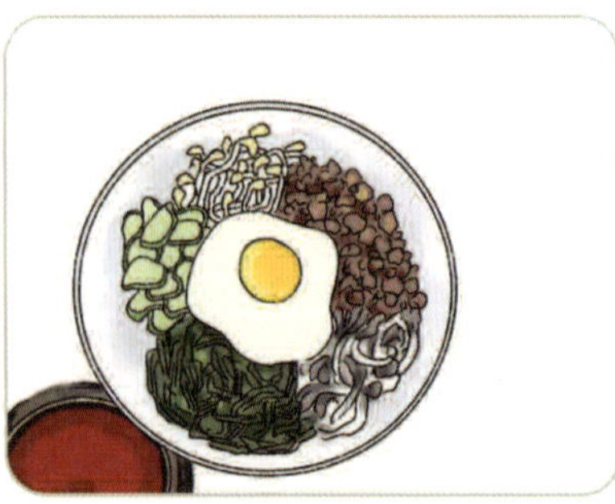

비빔밥 먹어요.

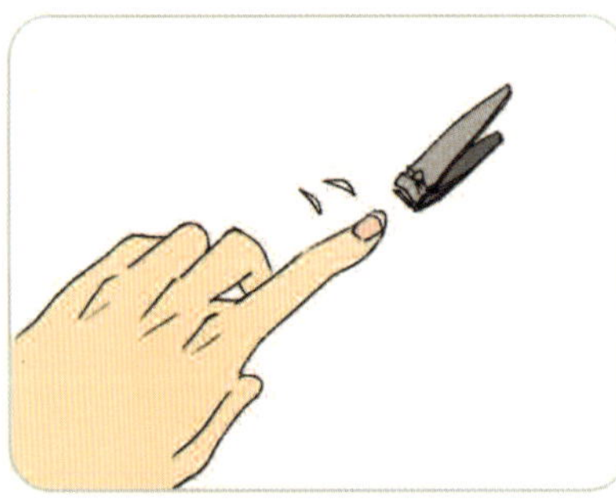

손톱 깎아주세요.

1·2 집중력

다음 두 그림에서 다른 부분을 찾아보세요.

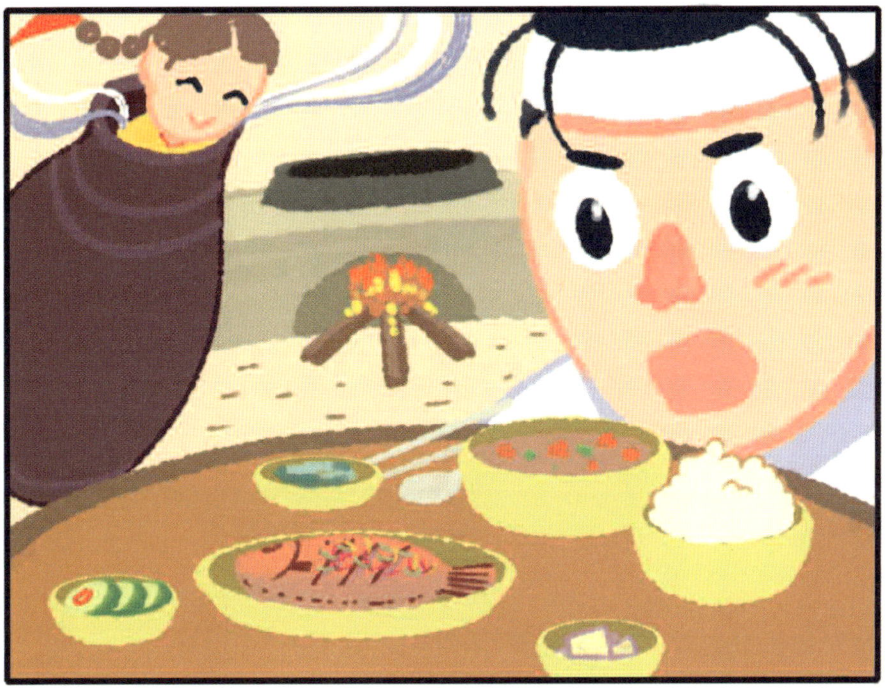

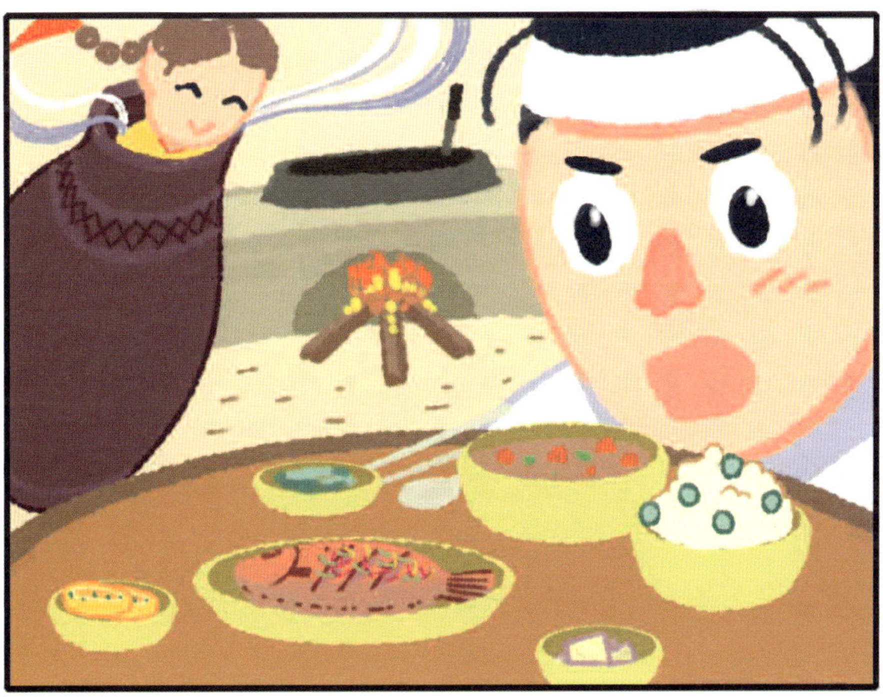

1·3 지각력

색깔별로 여러 글자가 겹쳐져 있습니다.
글자를 찾아 읽고 같은 색으로 글자를 쓰면서 단어를 완성해보세요.

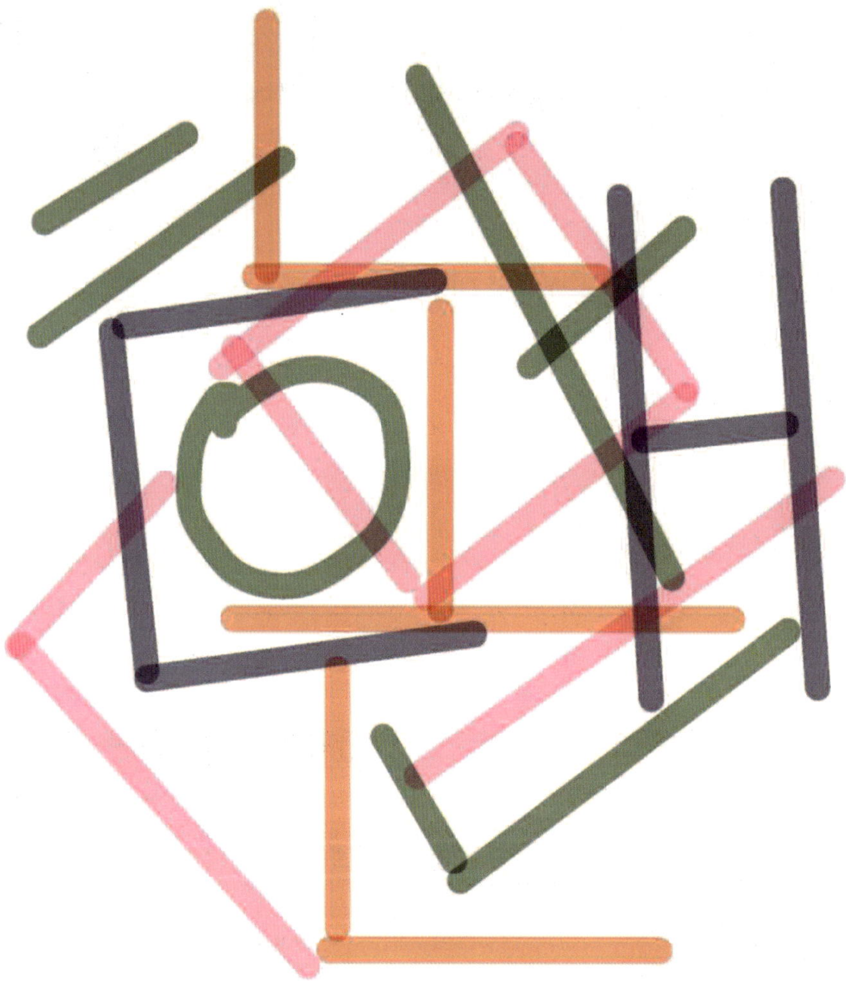

▶ 정답

1·4 기억력

1. 농기구 이름과 특징을 적어보세요.

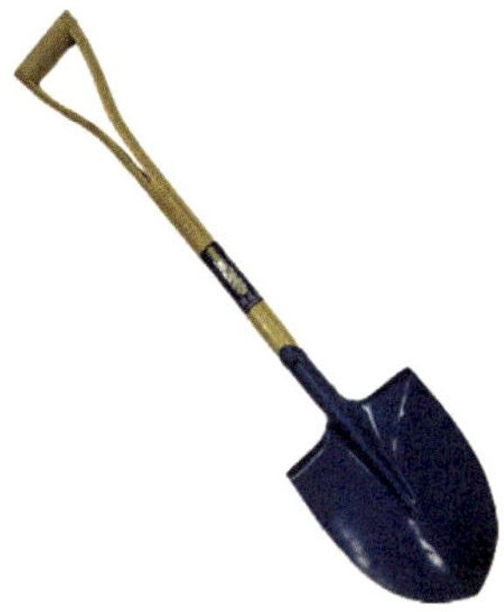

▶ 이름 :

▶ 용도 :

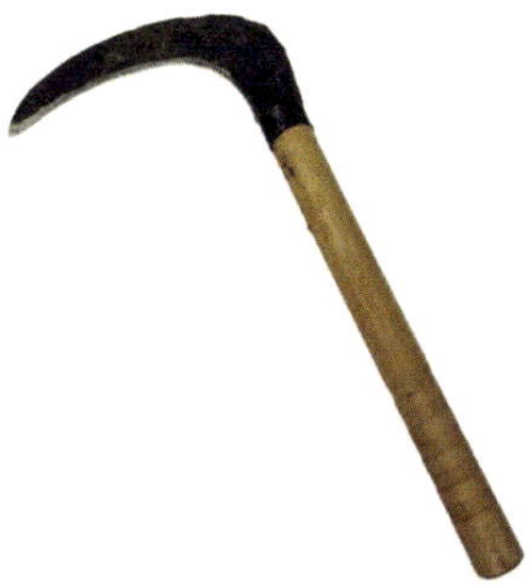

▶ 이름 :

▶ 용도 :

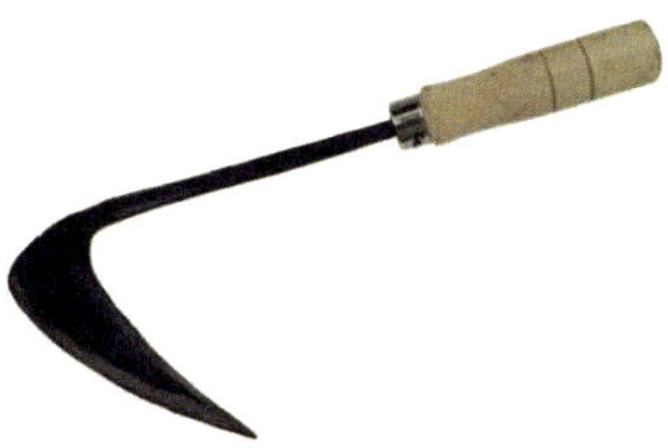

▶ 이름 :

▶ 용도 :

2. 활동지를 덮고 어떤 농기구가 있었는지 말해보세요.

1•5 언어력

1. 자음과 모음을 모아 글자를 만들어 써보세요.

	ㅏ	ㅑ	ㅓ	ㅕ	ㅗ	ㅛ	ㅜ	ㅠ	ㅡ	ㅣ
ㄱ	가	갸			고					
ㄴ									느	
ㄷ							두			
ㄹ				려						
ㅁ			머							
ㅂ						뵤				
ㅅ								슈		
ㅇ										이
ㅈ		쟈								

2. 다음 그림을 보고 어떤 속담 상황인지 이야기해보세요.

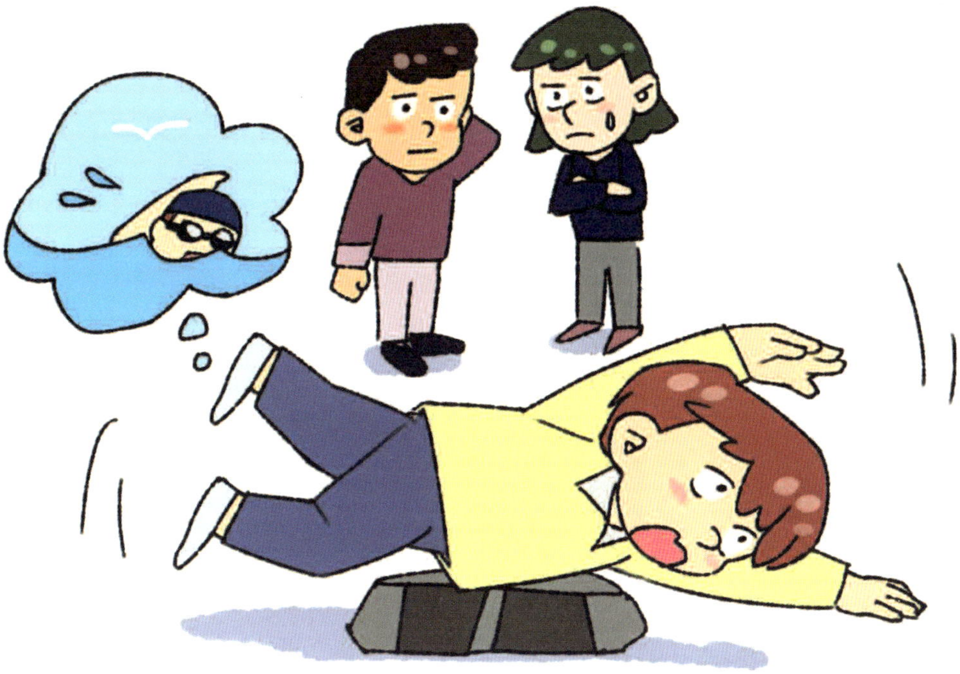

이렇게 하면 가라앉지도 않고 숨도 쉬며 힘들지 않게 헤엄칠 수 있지!

3. 테두리 선을 벗어나지 않도록 속담을 적어보세요.

땅짚고헤엄치기

땅짚고헤엄치기

땅짚고헤엄치기

땅짚고헤엄치기

땅짚고헤엄치기

년 월 일 요일 오늘 날씨

오늘 나의 기분을 체크하고 이유를 적어보세요. 기쁨 / 슬픔 / 편안함 / 불안함

이번 주에 있었던 기억에 남는 일을 한 가지 이상 떠올려보세요.

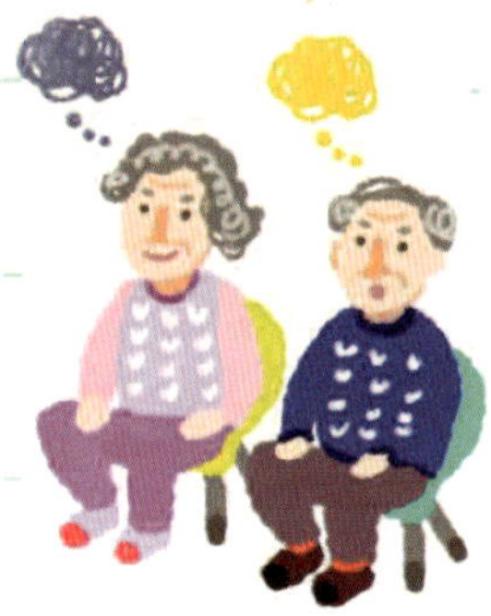

오늘 가장 많은 시간을 보낸 장소를 떠올려보세요.

오늘 제일 맛있었던 식사 메뉴를 떠올려보세요.

오늘 나의 하루를 정리해보세요

아침

점심

저녁

오늘의 일기

오늘 나의 건강 관리(색칠해주세요)

	부족		충분
운동(걷기, 스트레칭 등)			
먹거리(식이조절, 금주, 금연)			
여가(사회활동, 취미생활)			

내일 하고 싶은 것을 자유롭게 적어보세요.

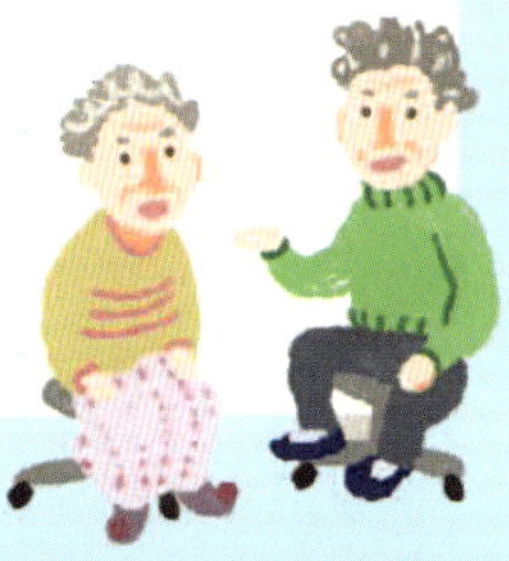

1·6 판단력

다음 그림을 보고 어떠한 상황인지 적어보세요.

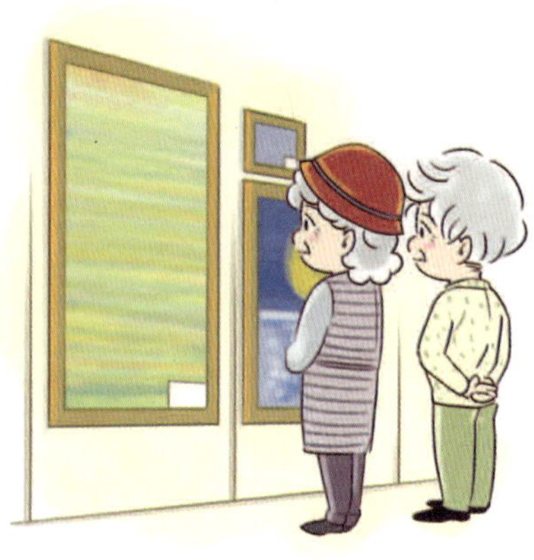

▶

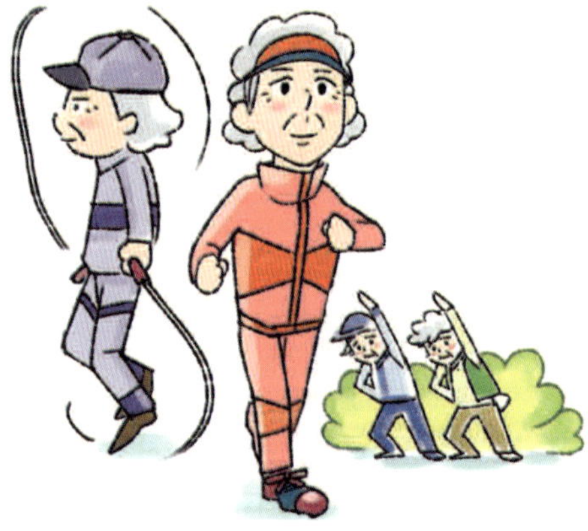

▶

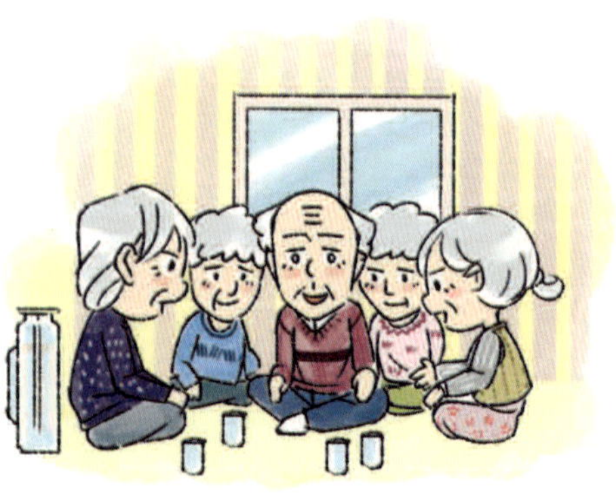

▶

1·7 시공간력

점선을 따라 선을 이어서 만다라 그림을 완성하고 예쁘게 색칠도 해보세요.

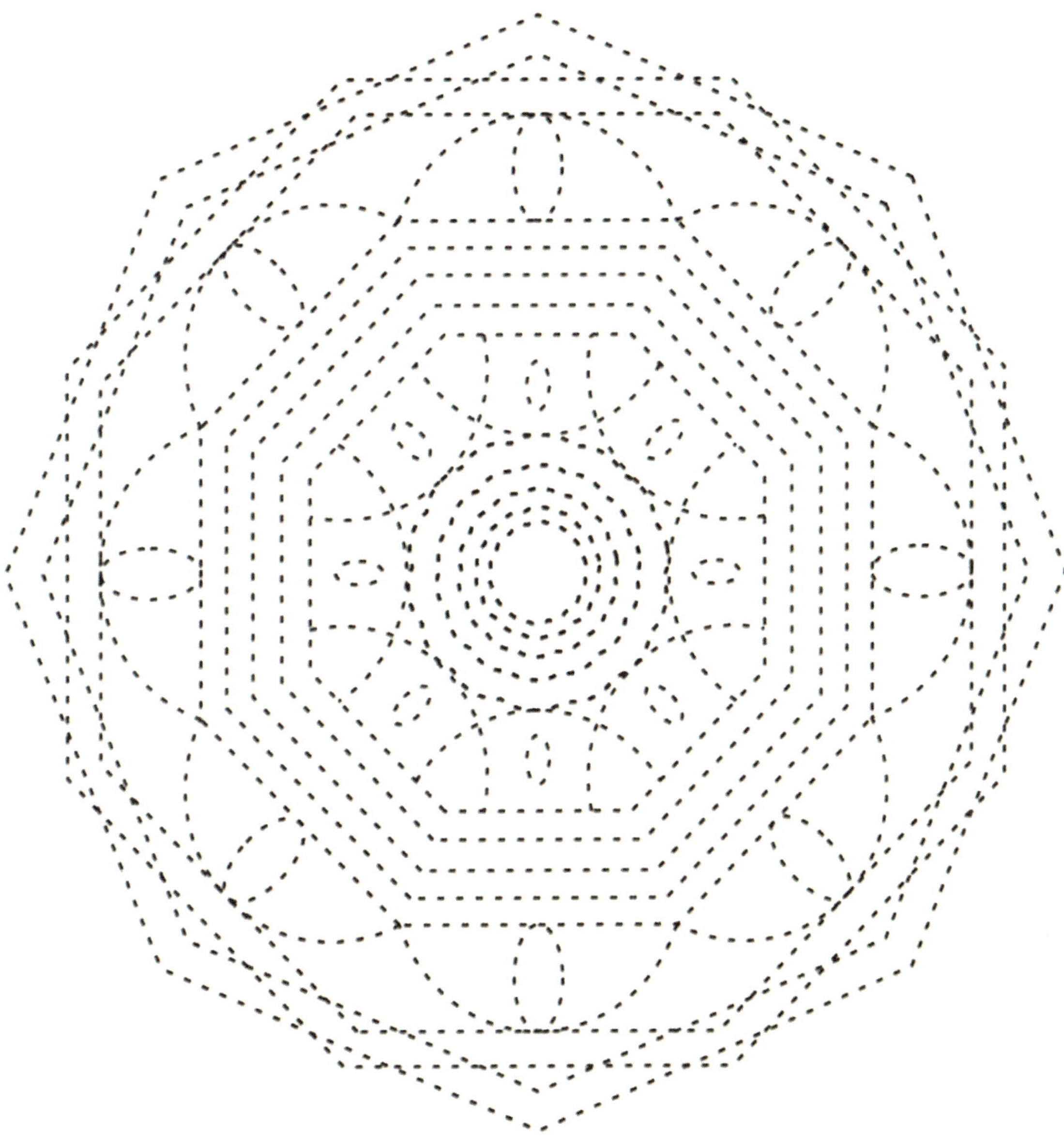

1•8 계산능력

1. 보기의 도형이 몇 개인지 적어보세요.
2. 보기의 도형처럼 같은 색을 칠해보세요.

▶ 보기

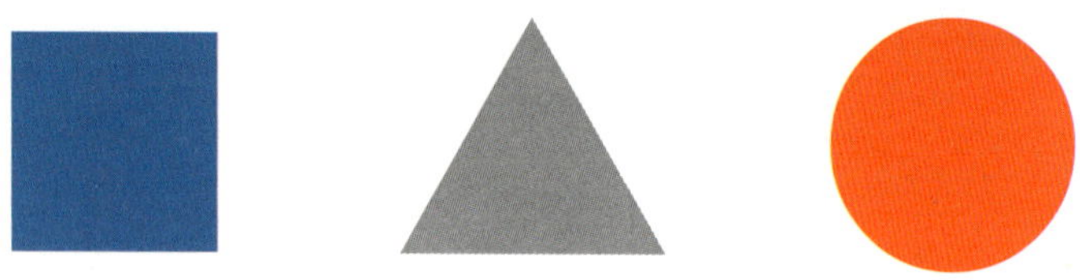

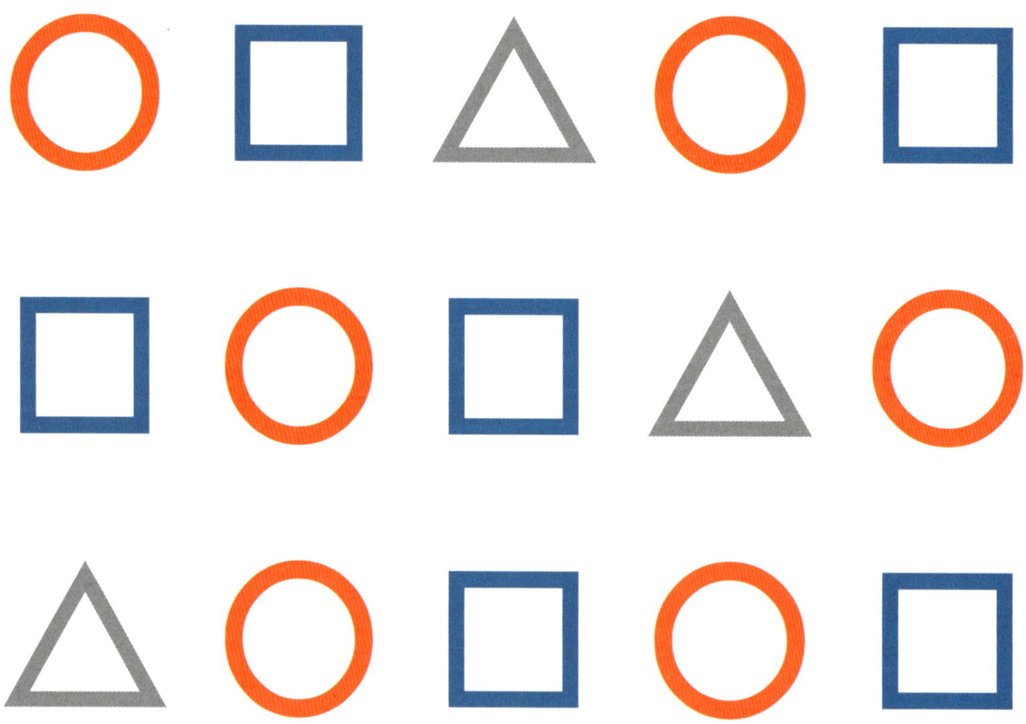

○ : 개 □ : 개 △ : 개

1•9 활동능력

경복궁 처마의 단청을 보기 좋게 위아래 다른 색으로 칠해보세요.

기억력

1. 앞의 11쪽을 펴고 사진을 10초간 보세요.
2. 각자 어제 저녁식사에서 맛있게 먹은 음식을 10초간 생각해보세요.
3. 11쪽에서 본 농기구의 이름을 적어보세요.

❶ ❷ ❸

년 월 일 요일 오늘 날씨

오늘 나의 기분을 체크하고 이유를 적어보세요. 기쁨 / 슬픔 / 편안함 / 불안함

이번 주에 있었던 기억에 남는 일을 한 가지 이상 떠올려보세요.

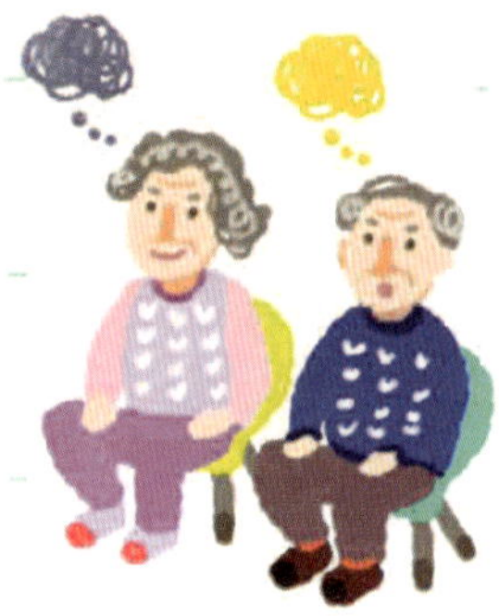

오늘 가장 많은 시간을 보낸 장소를 떠올려보세요.

오늘 제일 맛있었던 식사 메뉴를 떠올려보세요.

오늘 나의 하루를 정리해보세요

아침

점심

저녁

오늘의 일기

오늘 나의 건강 관리(색칠해주세요)

	부족		충분
운동(걷기, 스트레칭 등)			
먹거리(식이조절, 금주, 금연)			
여가(사회활동, 취미생활)			

내일 하고 싶은 것을 자유롭게 적어보세요.

2•1 지남력

글자를 읽지 말고 다음 글자의 색을 빨리 말해보세요.

나는 오늘 학교에 갔다

공부도 하고 급식도 먹었다

내가 좋아하는 친구가 많다

나는 닭튀김을 좋아한다

2•2 집중력

표 안에 있는 1부터 25까지의 숫자를 순서대로 찾아서 홀수는 ○표시를, 짝수는 ◇표시를 해보세요.

10	1	17	5	13
8	14	2	19	6
7	11	23	3	15
4	18	25	9	24
12	20	22	21	16

2 • 3 지각력

다음 겹쳐져 있는 그림에서 물건을 찾아서 이름을 적어보세요.

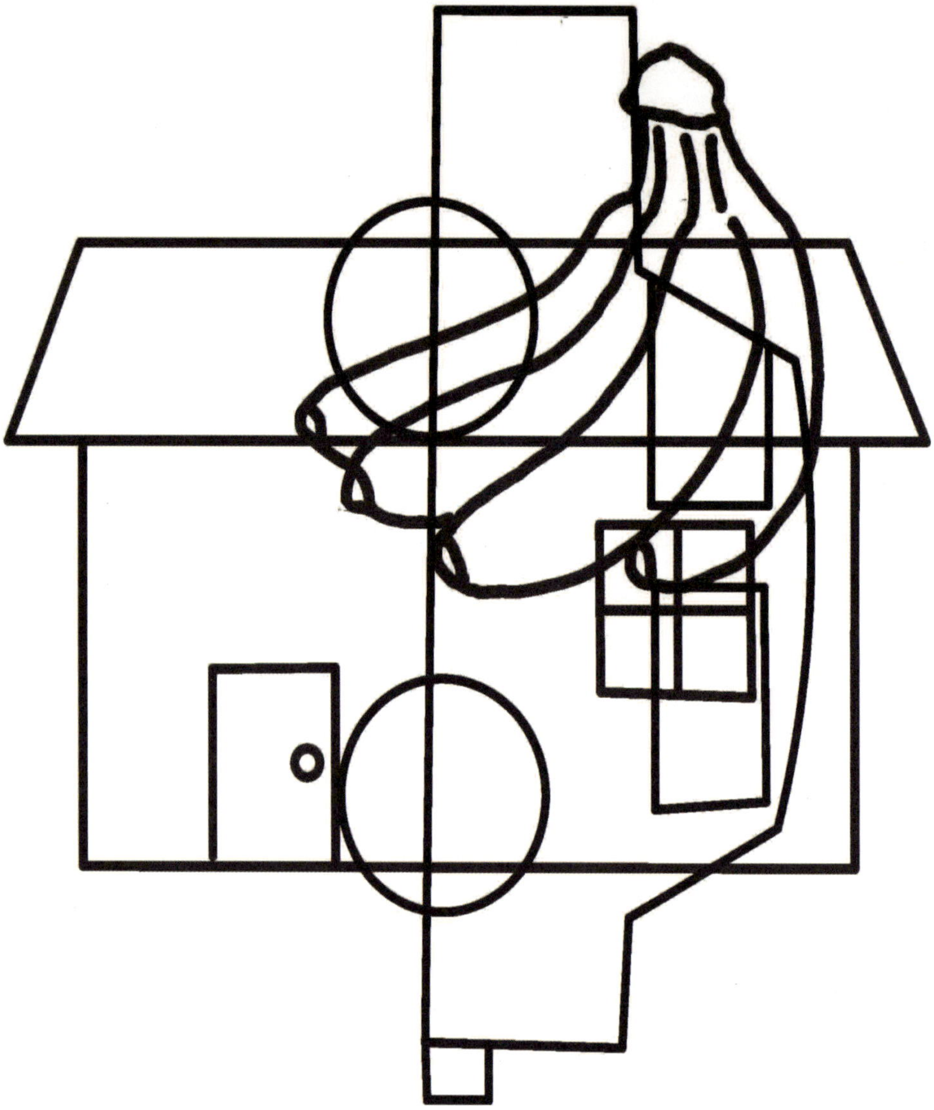

▶정답

2·4 기억력

다음은 운송수단의 그림입니다.

1. 이름과 특성, 다니는 곳을 적어보세요.

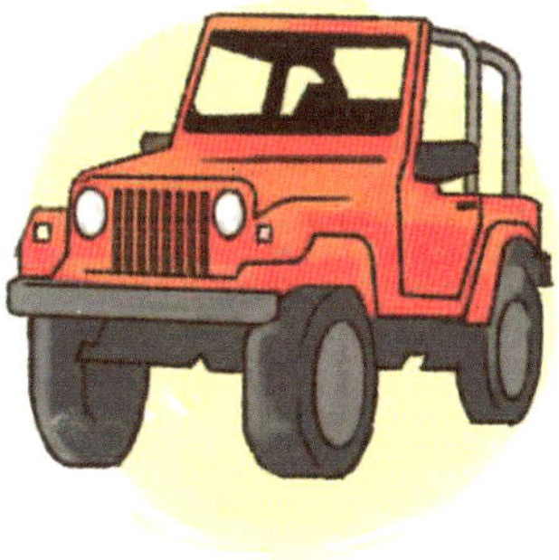

▶ 이름 :

▶ 특성 :

▶ 다니는 곳 :

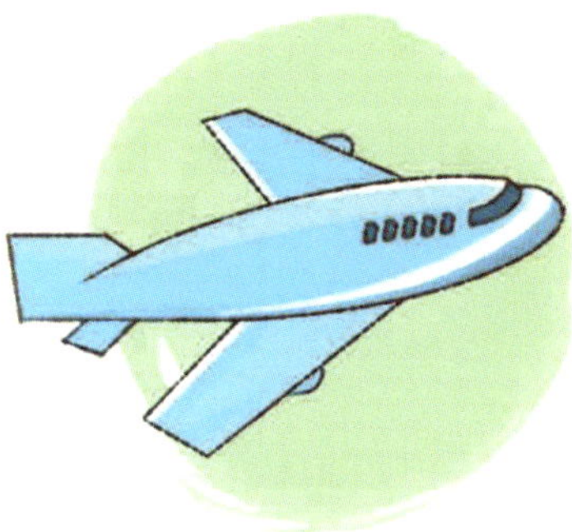

▶ 이름 :

▶ 특성 :

▶ 다니는 곳 :

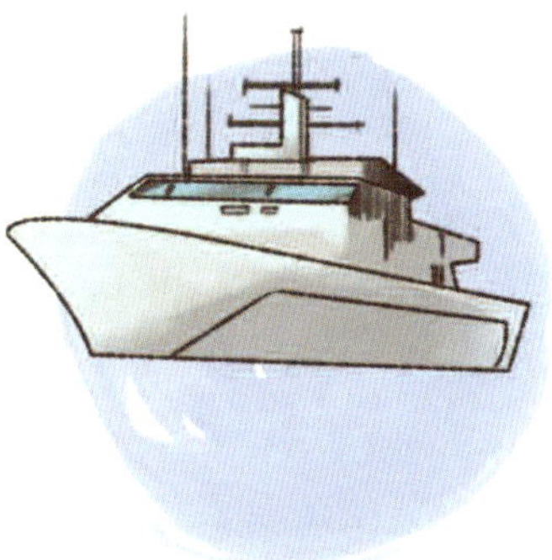

▶ 이름 :

▶ 특성 :

▶ 다니는 곳 :

2. 활동지를 덮고 어떤 운송수단이 있었는지 말해보세요.

2·5 언어력

1. 그림과 연관된 문장을 찾아 연결해보세요.

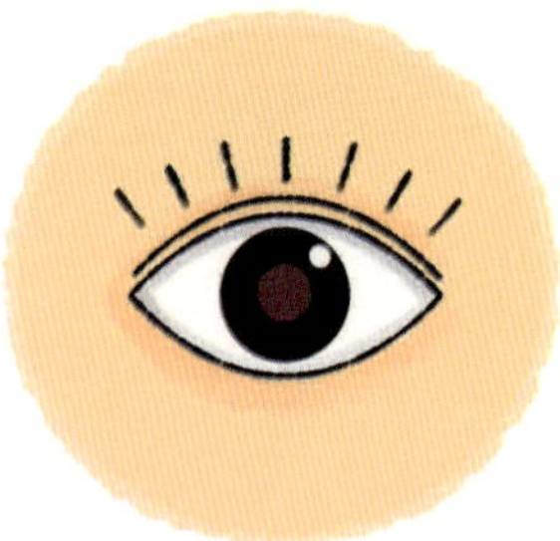	고소한 냄새를 맡는다.
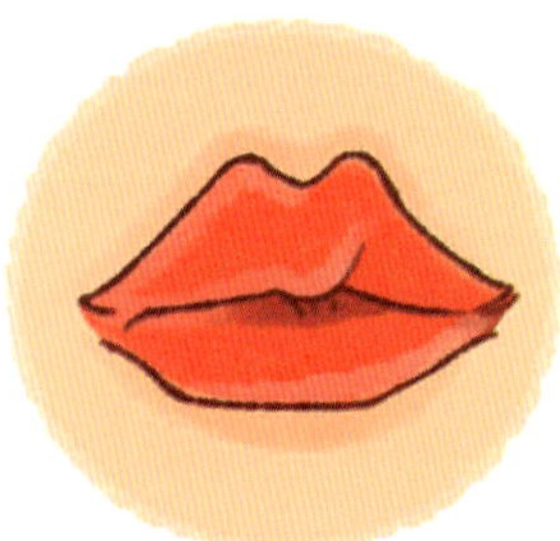	텔레비전이 잘 보인다.
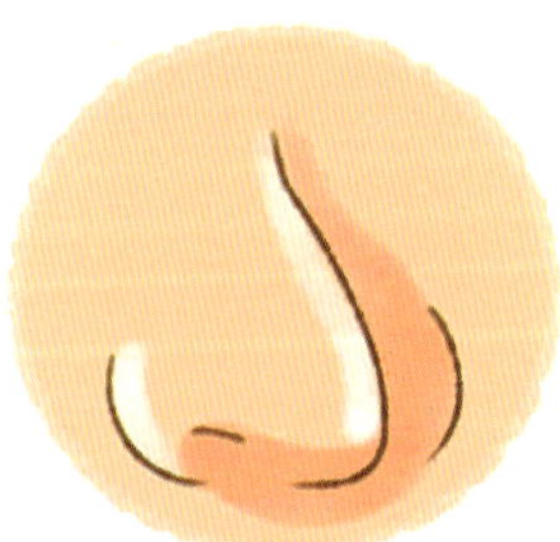	노래 소리가 잘 들린다.
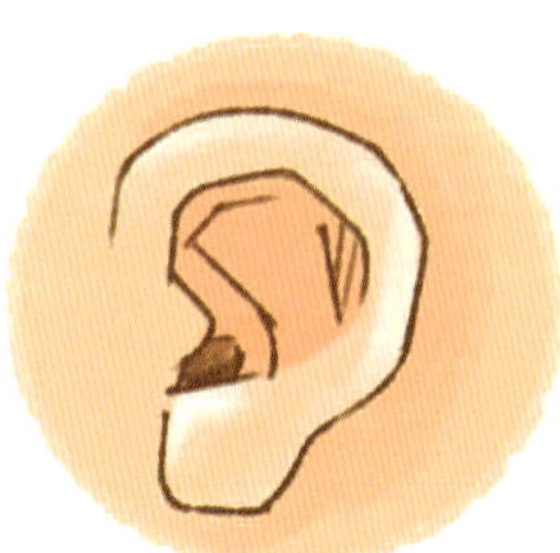	맛있는 과일을 먹는다.

2. 다음 그림을 보고 어떤 속담 상황인지 이야기해보세요.

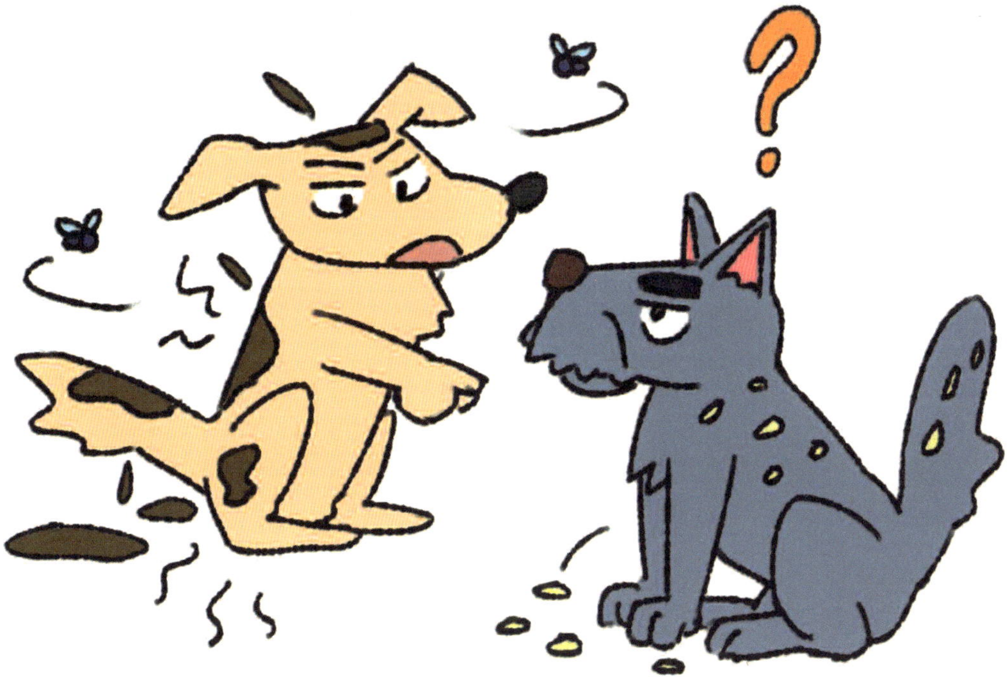

너는 왜 그렇게 지저분하냐.

3. 테두리 선을 벗어나지 않도록 속담을 적어보세요.

똥 묻은 개가 겨 묻은 개 나무란다

똥 묻은 개가 겨 묻은 개 나무란다

똥 묻은 개가 겨 묻은 개 나무란다

똥 묻은 개가 겨 묻은 개 나무란다

똥 묻은 개가 겨 묻은 개 나무란다

년 월 일 요일 오늘 날씨

오늘 나의 기분을 체크하고 이유를 적어보세요. 기쁨 / 슬픔 / 편안함 / 불안함

이번 주에 있었던 기억에 남는 일을 한 가지 이상 떠올려보세요.

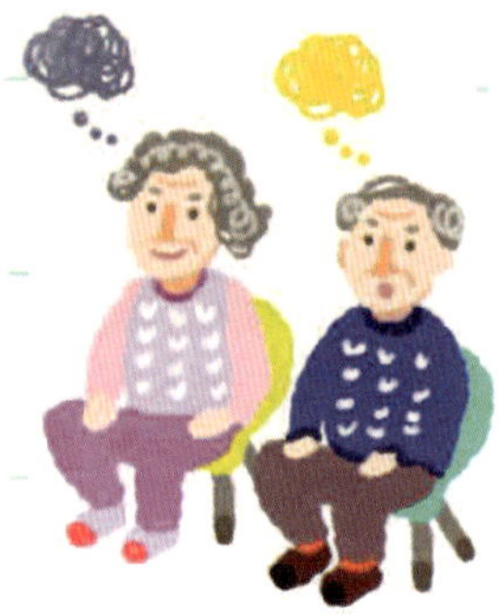

오늘 가장 많은 시간을 보낸 장소를 떠올려보세요.

오늘 제일 맛있었던 식사 메뉴를 떠올려보세요.

오늘 나의 하루를 정리해보세요

아침

점심

저녁

오늘의 일기

오늘 나의 건강 관리(색칠해주세요)

	부족		충분
운동(걷기, 스트레칭 등)			
먹거리(식이조절, 금주, 금연)			
여가(사회활동, 취미생활)			

내일 하고 싶은 것을 자유롭게 적어보세요.

2•6 판단력

1. 사진을 보고 꽃 이름을 적어보세요.

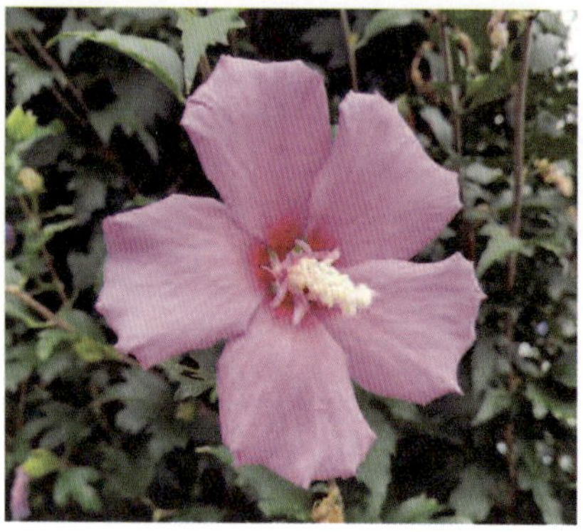

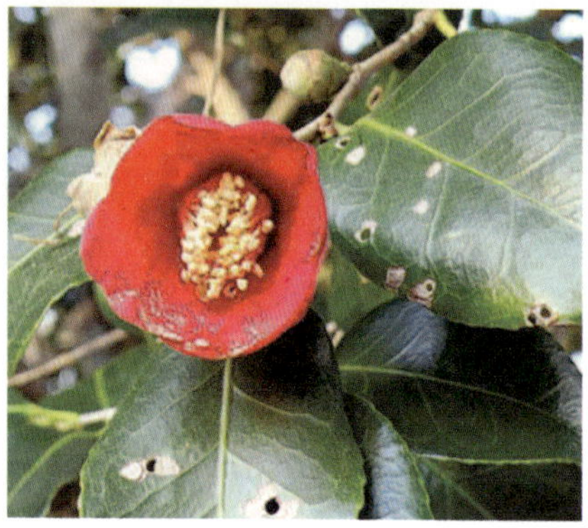

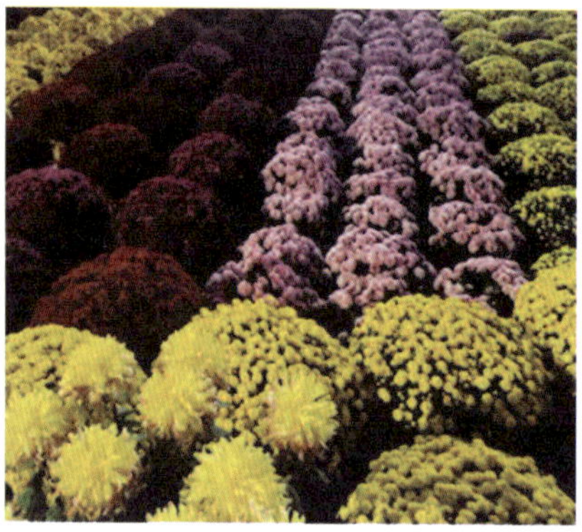

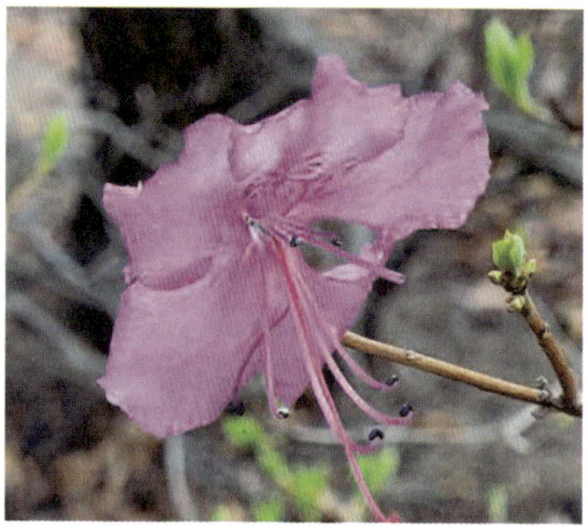

2. 다음 사진 중에서 다른 꽃을 찾아보세요.

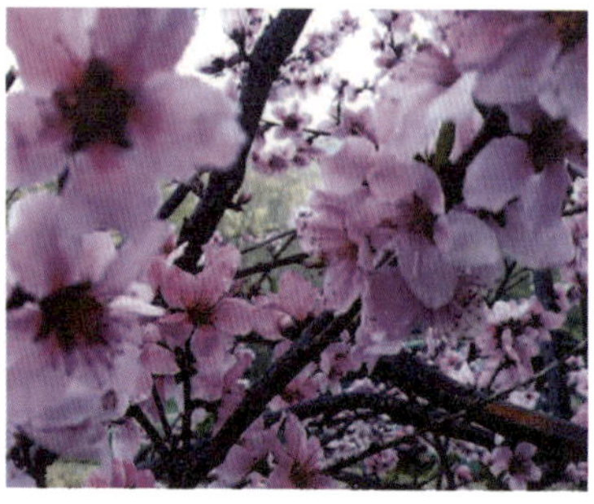

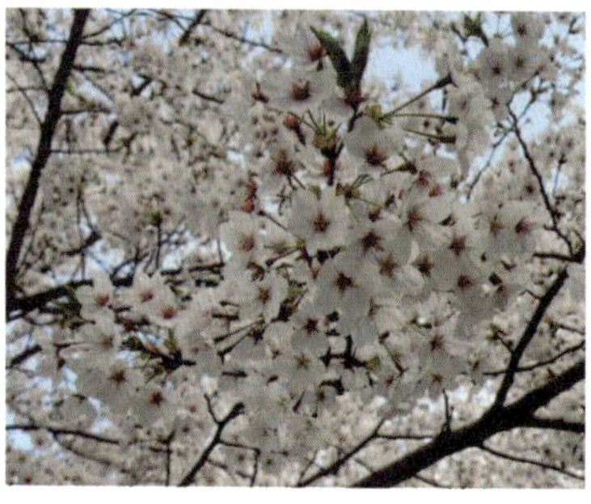

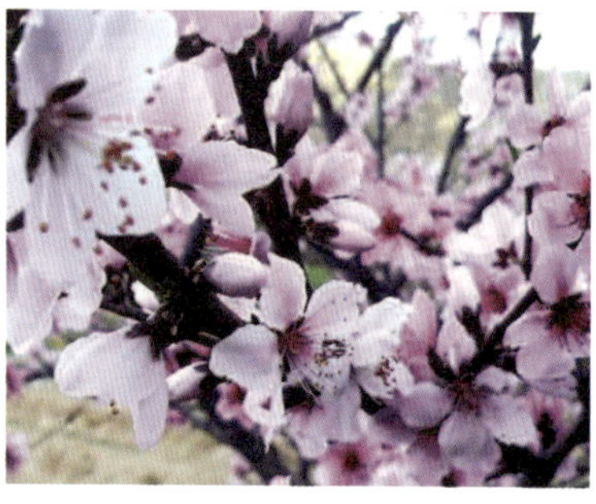

2·7 시공간력

왼쪽의 도형을 오른쪽으로 돌리면 어떤 모양이 되는지 연결해보세요.

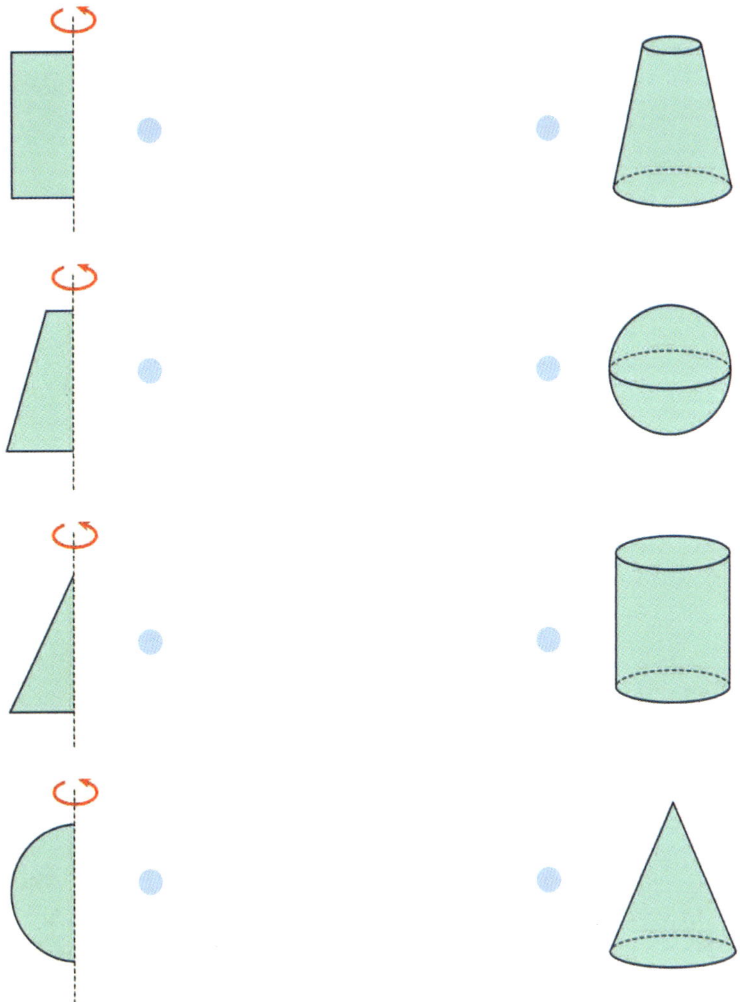

기억력

1. 앞의 25쪽을 펴고 사진을 10초간 보세요.
2. 각자 어제 저녁식사에서 맛있게 먹은 음식을 10초간 생각해보세요.
3. 25쪽에서 본 운송수단의 이름을 적어보세요.

❶ ❷ ❸

2•8 계산능력

2주 인지훈련프로그램

시장에 가서 치매예방에 좋은 먹거리를 사려고 합니다.
아래 그림을 보고 질문에 답해보세요.

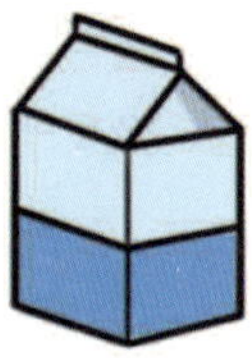
우유
2500원

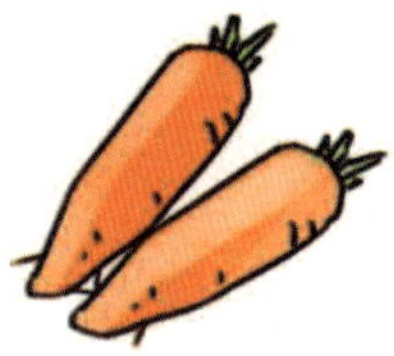
당근
3000원

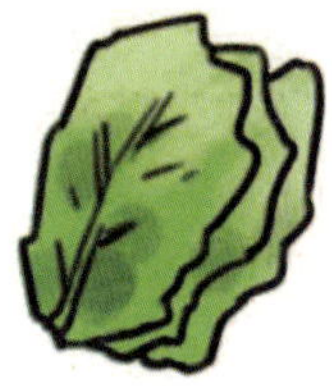
상추
2000원

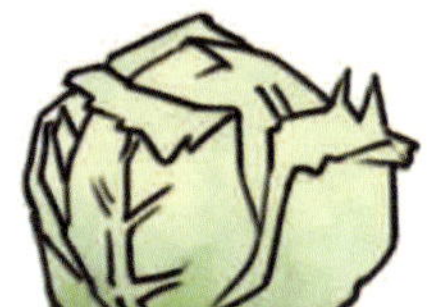
양배추
2500원

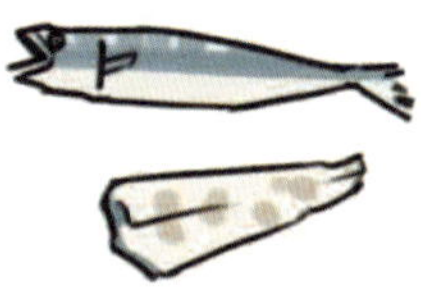
고등어
3500원

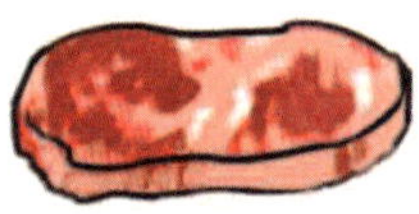
소고기
8000원

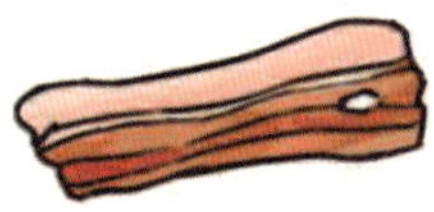
돼지고기
5000원

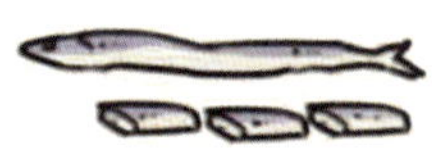
꽁치
2500원

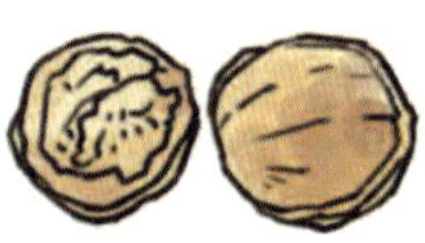
호두
3500원

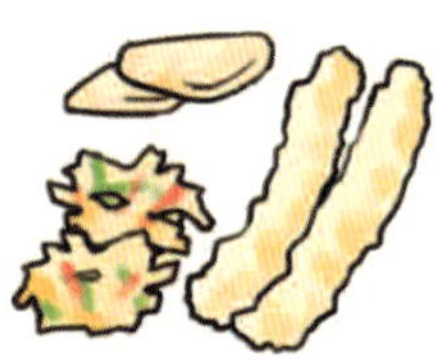
튀김
3000원

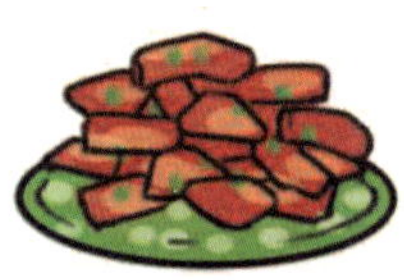
떡볶이
2500원

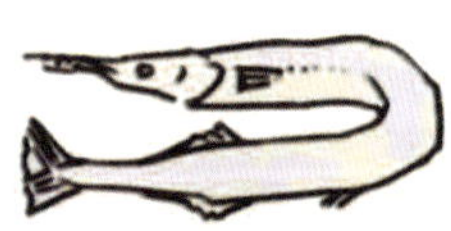
갈치
4000원

1. 맛있는 상추쌈을 먹고 싶습니다. 고기와 상추를 구입하면 얼마입니까?

2. 생선구이를 하려고 합니다. 생선을 모두 구입하면 얼마입니까?

3. 세척과 조리를 하지 않고 바로 먹을 수 있는 것을 구입하면 얼마입니까?

2•9 활동능력

다음 화투그림에 색을 칠해보세요.

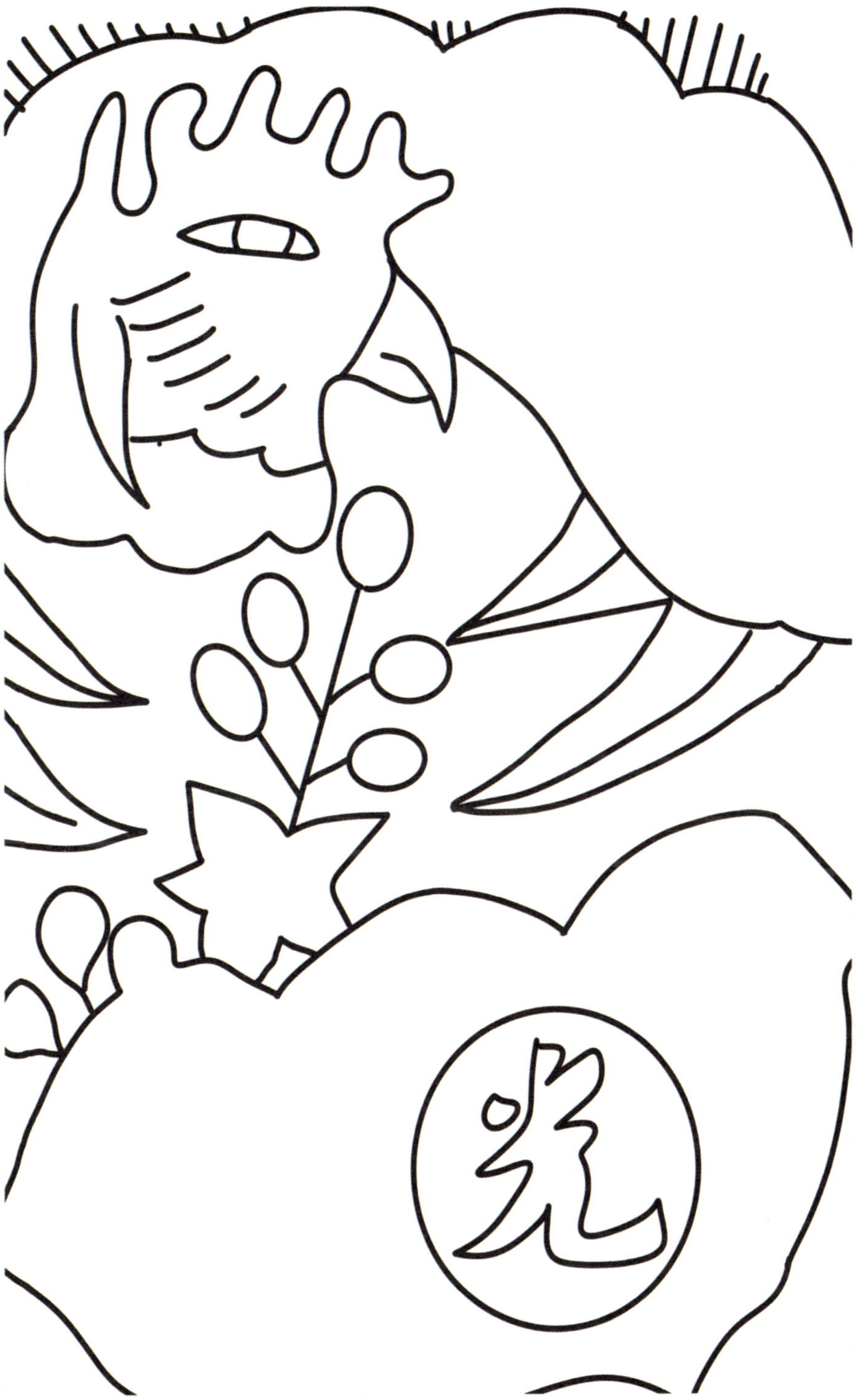

년 월 일 요일 오늘 날씨

오늘 나의 기분을 체크하고 이유를 적어보세요. 기쁨 / 슬픔 / 편안함 / 불안함

이번 주에 있었던 기억에 남는 일을 한 가지 이상 떠올려보세요.

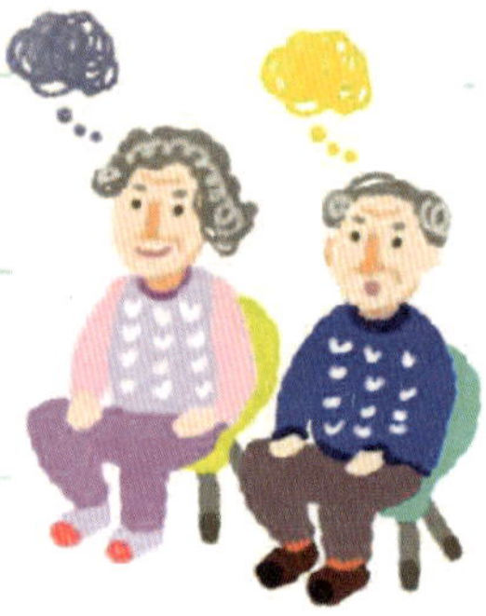

오늘 가장 많은 시간을 보낸 장소를 떠올려보세요.

오늘 제일 맛있었던 식사 메뉴를 떠올려보세요.

오늘 나의 하루를 정리해보세요

아침

점심

저녁

오늘의 일기

오늘 나의 건강 관리(색칠해주세요)

	부족		충분
운동(걷기, 스트레칭 등)			
먹거리(식이조절, 금주, 금연)			
여가(사회활동, 취미생활)			

내일 하고 싶은 것을 자유롭게 적어보세요.

3·1 지남력

2022년 10월 달력을 보고 아래의 질문에 답해보세요.

일	월	화	수	목	금	토
						1
2	3	4	5	6	7	8
9	10	11	12	13	14	15
16	17	18	19	20	21	22
23	24	25	26	27	28	29
30	31					

1. 10월 3일은 월요일인데 빨간색으로 공휴일입니다. 왜 그럴까요?

2. 10월 31일의 3일 앞은 무슨 요일 며칠입니까?

3. 10월 1일의 2일 앞은 몇 월 며칠입니까?

4. 10월 20일의 14일 뒤는 몇 월 며칠입니까?

3·2 집중력

다음 미로에서 차단기를 피해 안전하게 목적지까지 찾아가보세요.

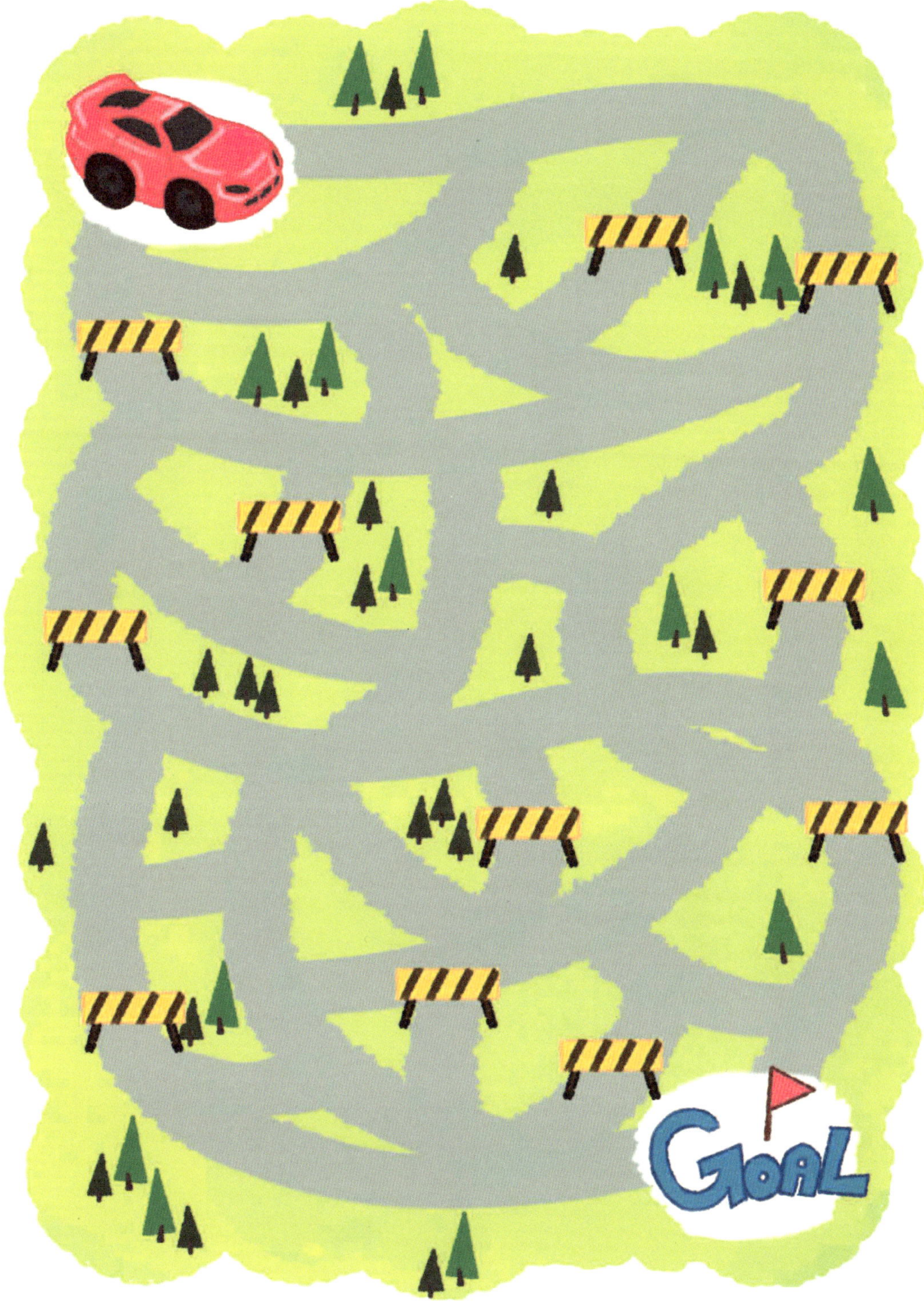

3•3 지각력

색깔별로 여러 글자가 겹쳐져 있습니다.
글자를 찾아 읽고 같은 색으로 글자를 쓰면서 단어를 완성해보세요.

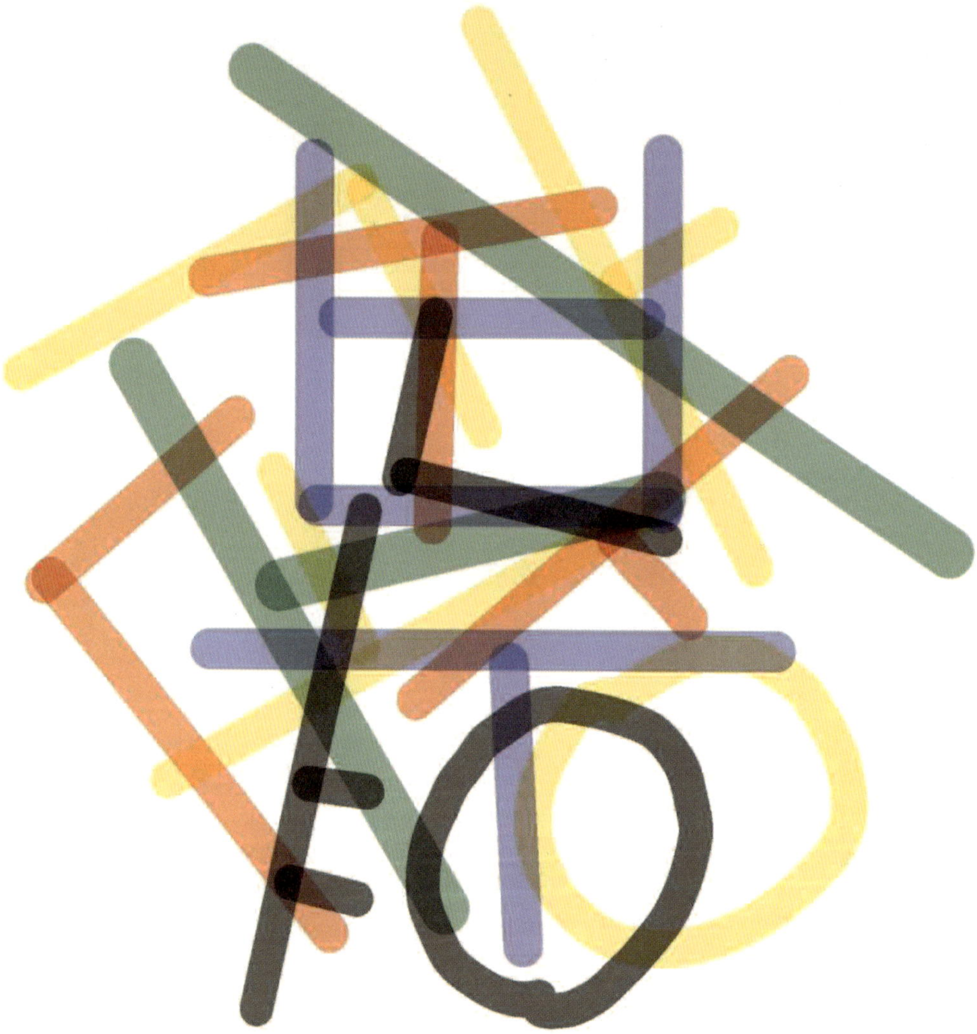

▶ 정답

3·4 기억력

1. 다음 지폐의 금액과 지폐 속 위인의 이름을 적어보세요.

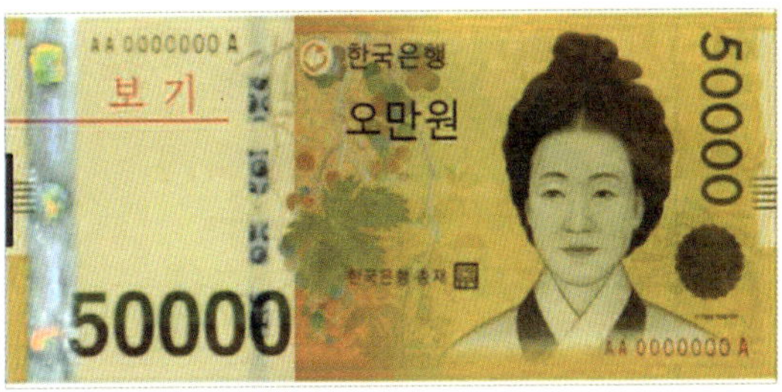

▶ 금액 :

▶ 위인 :

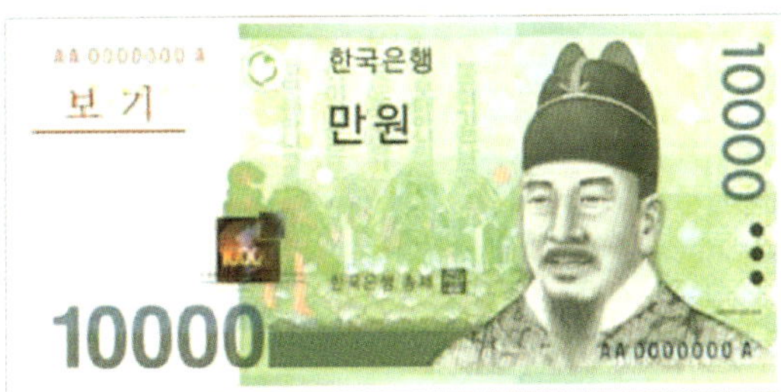

▶ 금액 :

▶ 위인 :

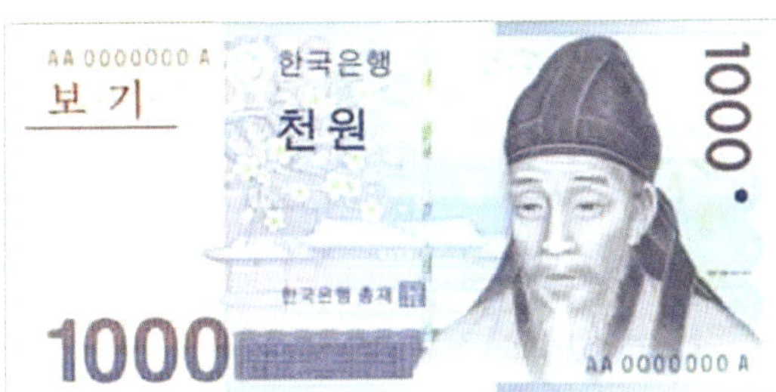

▶ 금액 :

▶ 위인 :

2. 활동지를 덮고 어떤 지폐가 있었는지 말해보세요.

3•5 언어력

1. 그림에 맞는 낱말을 찾아 연결해보세요.

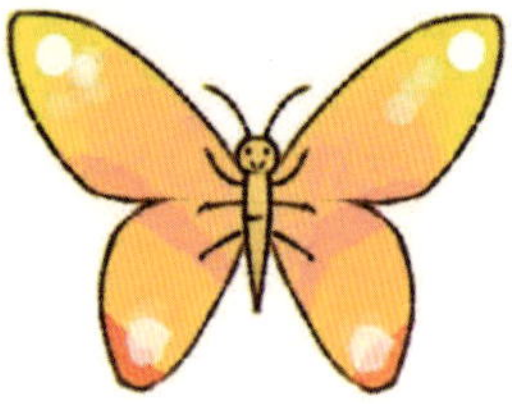	산과 구름
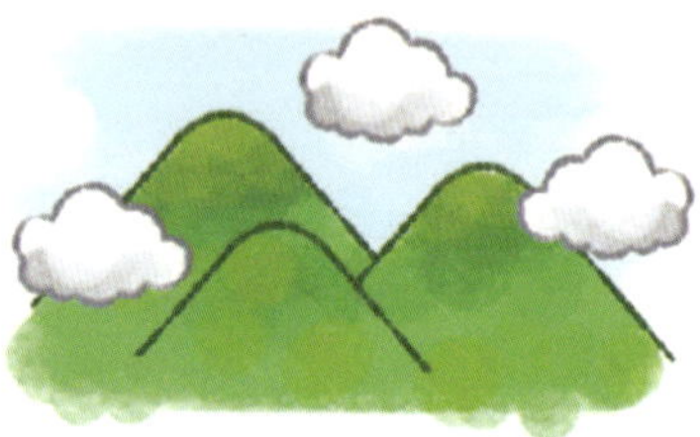	비행기
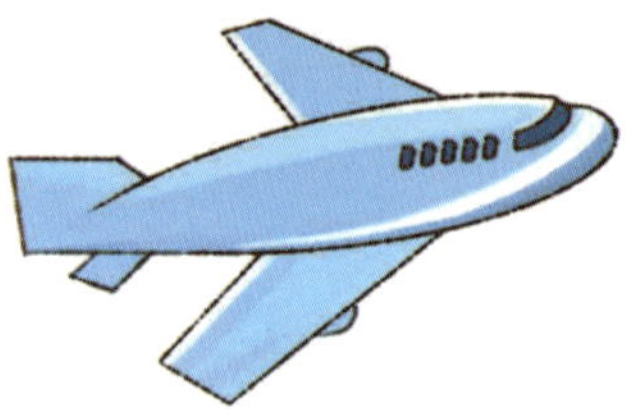	지렁이
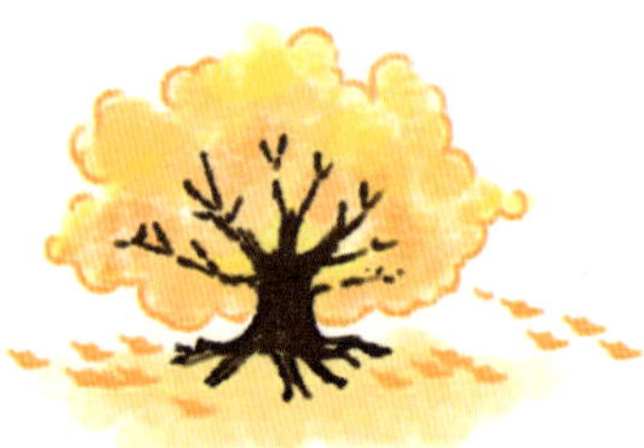	나 비
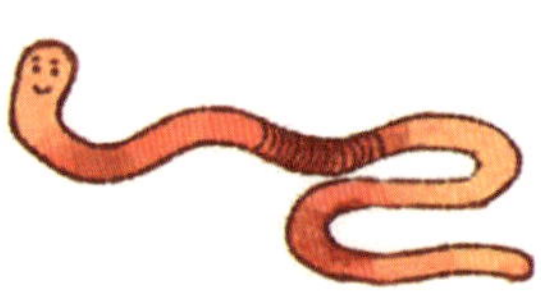	아 기
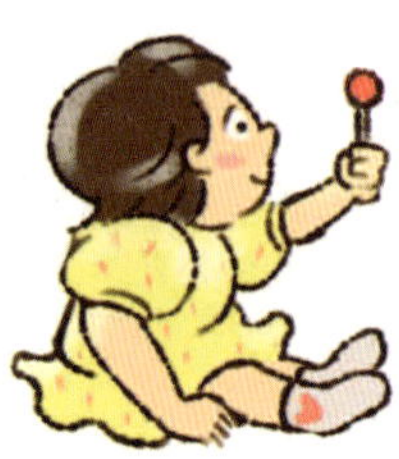	나 무

2. 다음 그림을 보고 어떤 속담 상황인지 이야기해보세요.

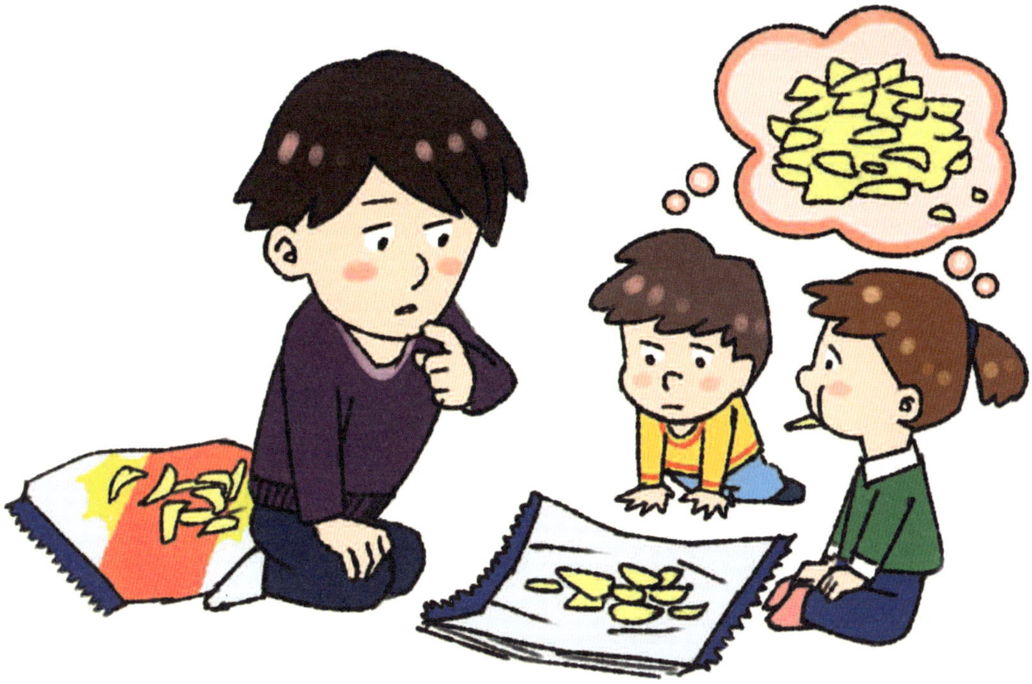

과자는 포장만 크고 화려하고... 실속이 없다.

3. 테두리 선을 벗어나지 않도록 속담을 적어보세요.

배보다 배꼽이 더 크다

배보다 배꼽이 더 크다

배보다 배꼽이 더 크다

배보다 배꼽이 더 크다

배보다 배꼽이 더 크다

년 월 일 요일 오늘 날씨

오늘 나의 기분을 체크하고 이유를 적어보세요. 기쁨 / 슬픔 / 편안함 / 불안함

이번 주에 있었던 기억에 남는 일을 한 가지 이상 떠올려보세요.

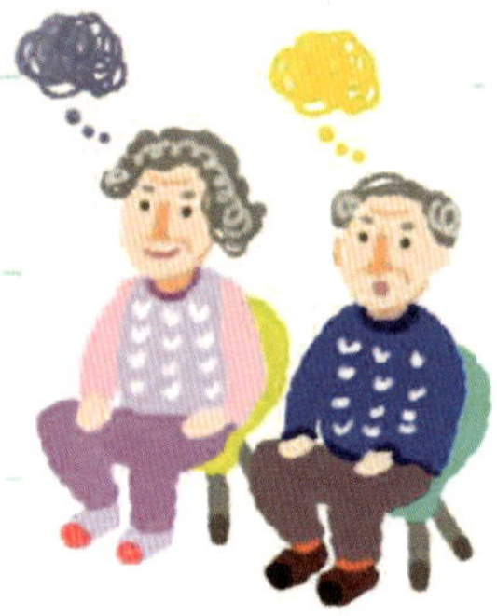

오늘 가장 많은 시간을 보낸 장소를 떠올려보세요.

오늘 제일 맛있었던 식사 메뉴를 떠올려보세요.

오늘 나의 하루를 정리해보세요

아침

점심

저녁

오늘의 일기

오늘 나의 건강 관리(색칠해주세요)

	부족		충분
운동(걷기, 스트레칭 등)			
먹거리(식이조절, 금주, 금연)			
여가(사회활동, 취미생활)			

내일 하고 싶은 것을 자유롭게 적어보세요.

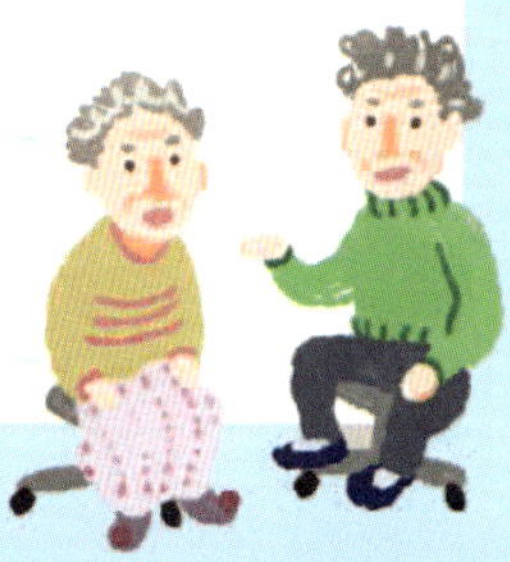

3·6 판단력

다음 그림을 보고 질문에 이름을 적어보세요.

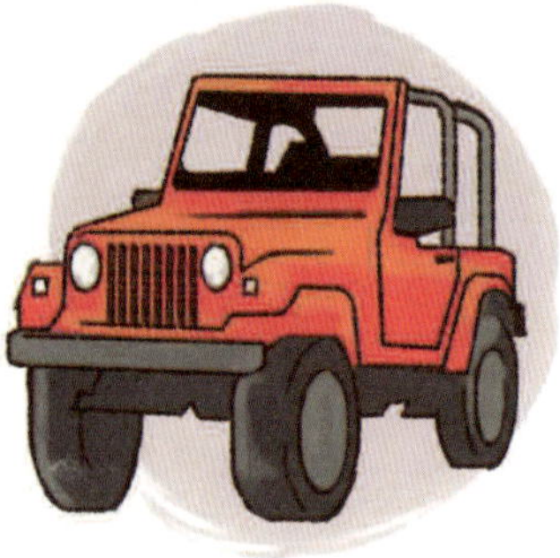 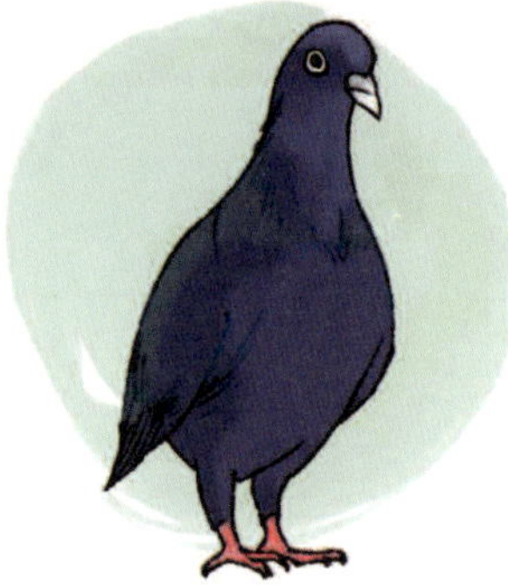 

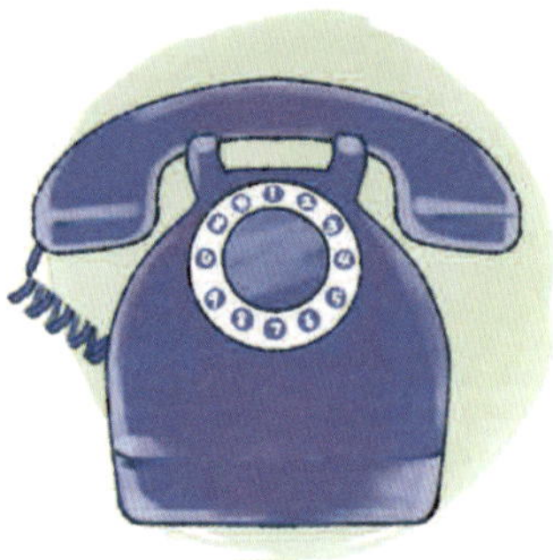 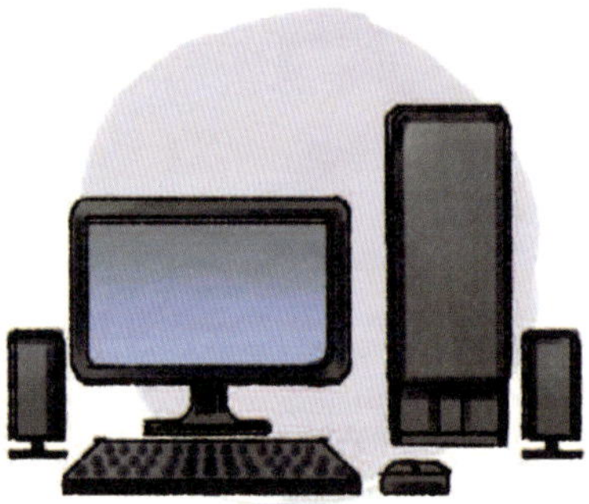 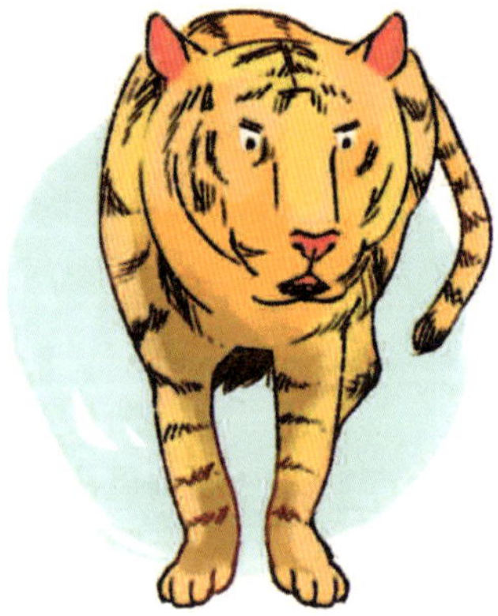

1. 날개가 있는 것은 ____________________

2. 바퀴와 다리가 있어 달려가는 것은 ____________________

3. 사람들이 소통하는데 사용하는 것은 ____________________

4. 스스로 움직이는 생명체는 ____________________

5. 생명체가 아닌 것은 ____________________

3·7 시공간력

다음 입체 도형을 정면에서 보면 삼각형으로 보이는 것을 찾아보세요.

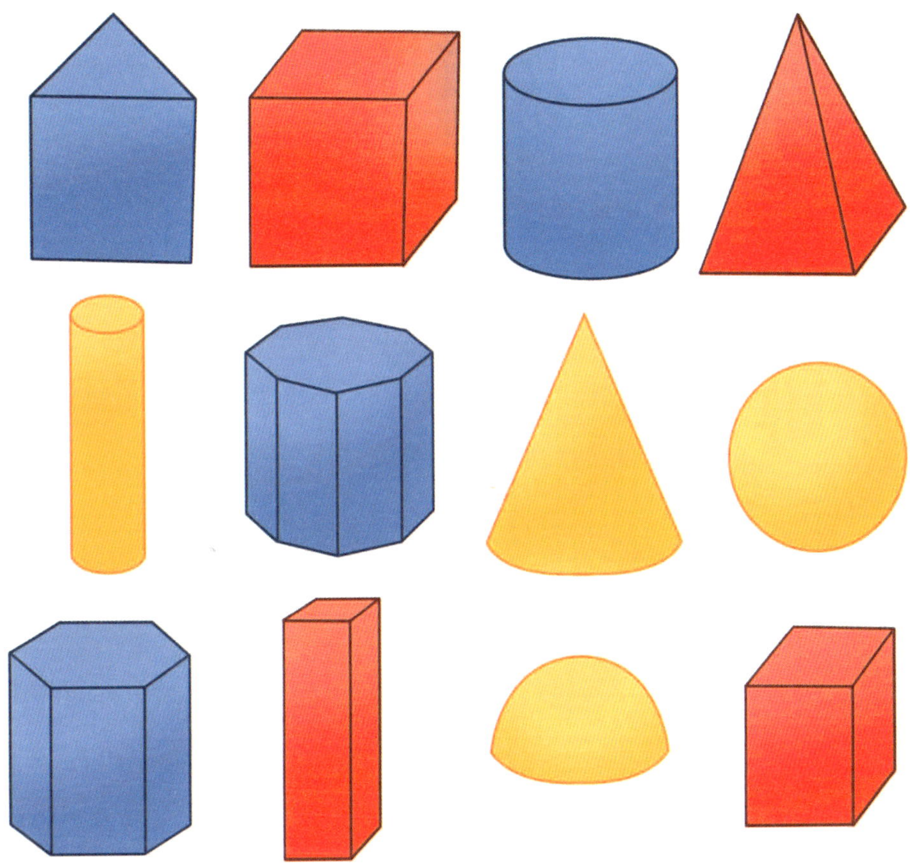

▶ 정답

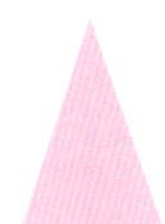

 ________ 개

3·8 계산능력

1. 다음 숫자에 맞게 빈칸에 색을 칠해보세요.

8

13

25

47

2. 위의 표에서 색을 칠한 간은 모두 몇 개인가요?

8 + 13 = ☐ , 25 + 47 = ☐

☐ + ☐ = ☐

3·9 활동능력

어린 시절을 생각하며 그림에 색을 칠해보세요.

1. 어떤 이야기 그림일까요? 그림 속의 동물과 식물들을 보고 생각해보세요.
2. 이야기의 어느 부분에 해당하는지 말해보세요.

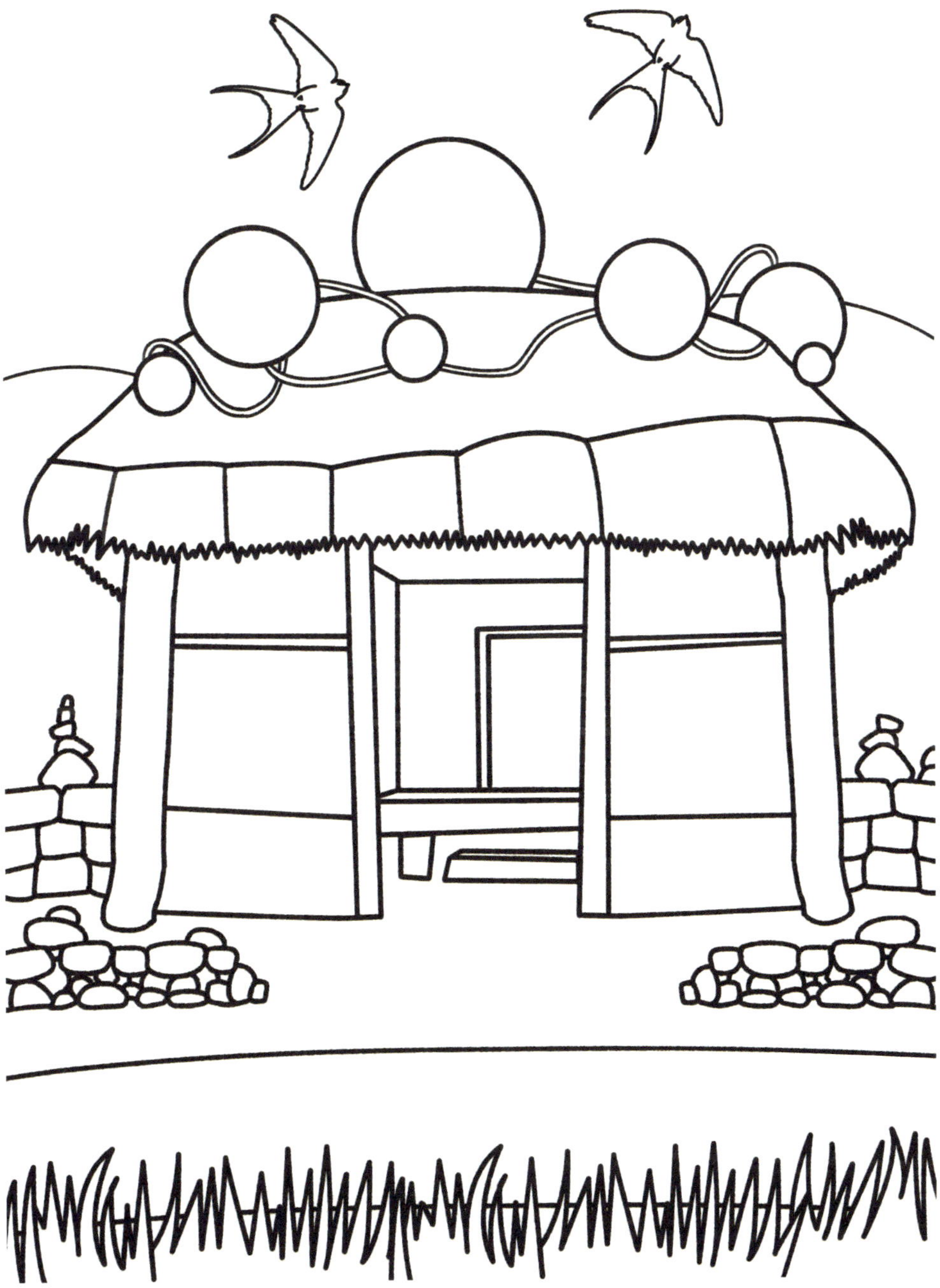

년 월 일 요일 오늘 날씨

오늘 나의 기분을 체크하고 이유를 적어보세요. 기쁨 / 슬픔 / 편안함 / 불안함

이번 주에 있었던 기억에 남는 일을 한 가지 이상 떠올려보세요.

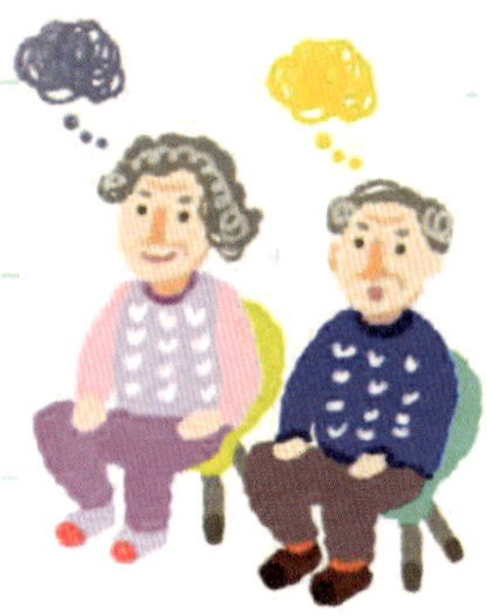

오늘 가장 많은 시간을 보낸 장소를 떠올려보세요.

오늘 제일 맛있었던 식사 메뉴를 떠올려보세요.

오늘 나의 하루를 정리해보세요

아침

점심

저녁

오늘의 일기

오늘 나의 건강 관리(색칠해주세요)

	부족		충분
운동(걷기, 스트레칭 등)			
먹거리(식이조절, 금주, 금연)			
여가(사회활동, 취미생활)			

내일 하고 싶은 것을 자유롭게 적어보세요.

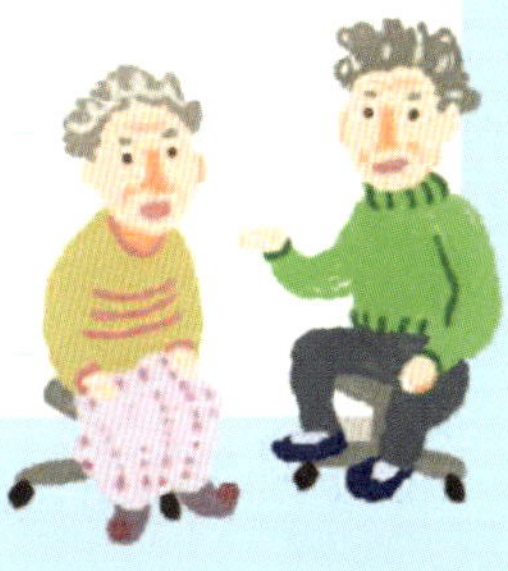

4•1 지남력

왼쪽 그림카드와 관련된 설명에 선을 그어보세요.

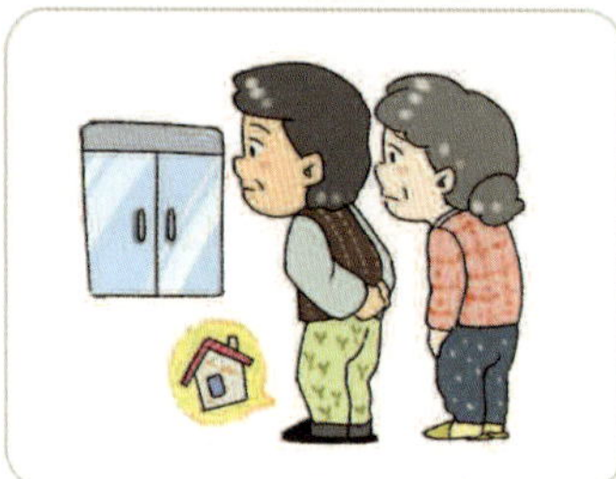

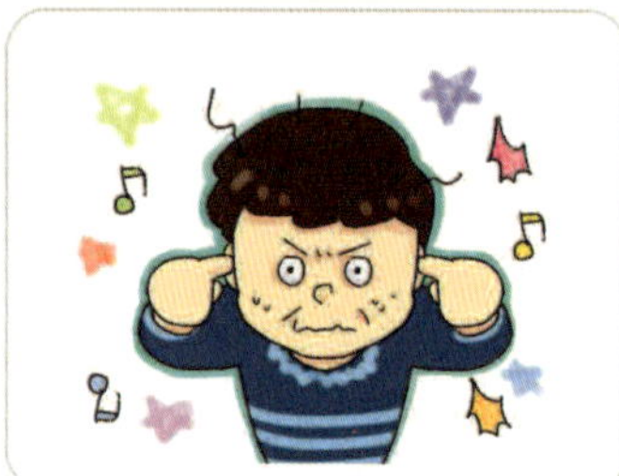

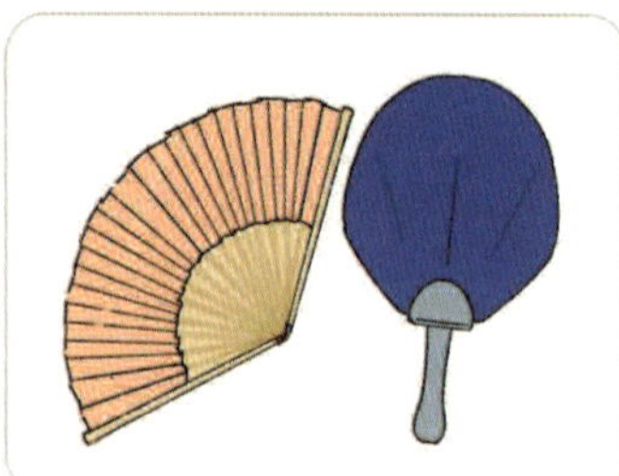

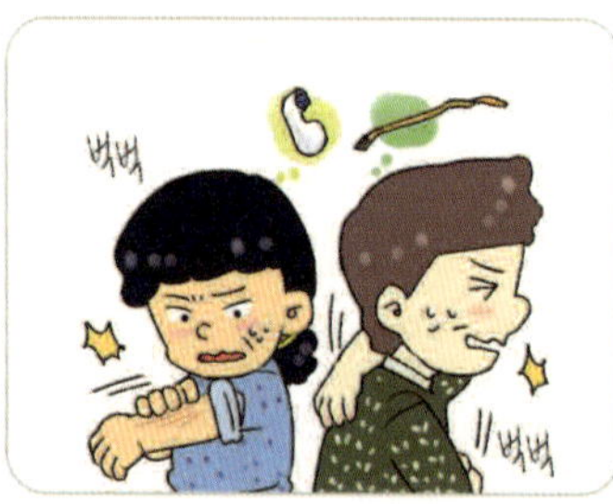

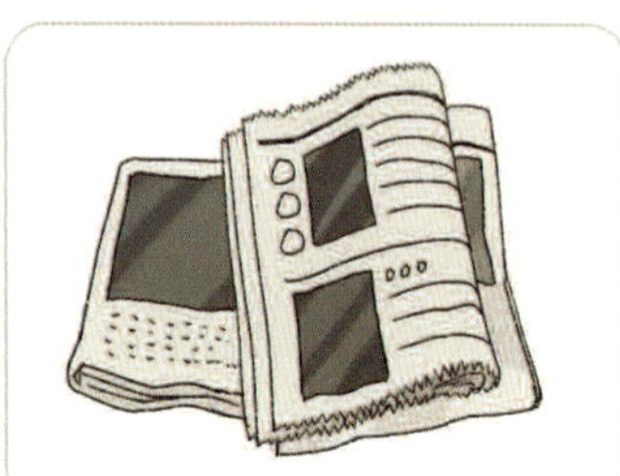

- 옆집 부부싸움
아랫집 음악소리
너무 시끄러워
- 요즘 세상
어찌 돌아가는지
궁금하네
- 손주들도 보고싶고
집에 가고 싶네
- 오늘도 날이
너무 더워
- 여름이라 모기가
극성이네

4·2 집중력

다음 그림에서 숨은 그림을 찾아보세요.

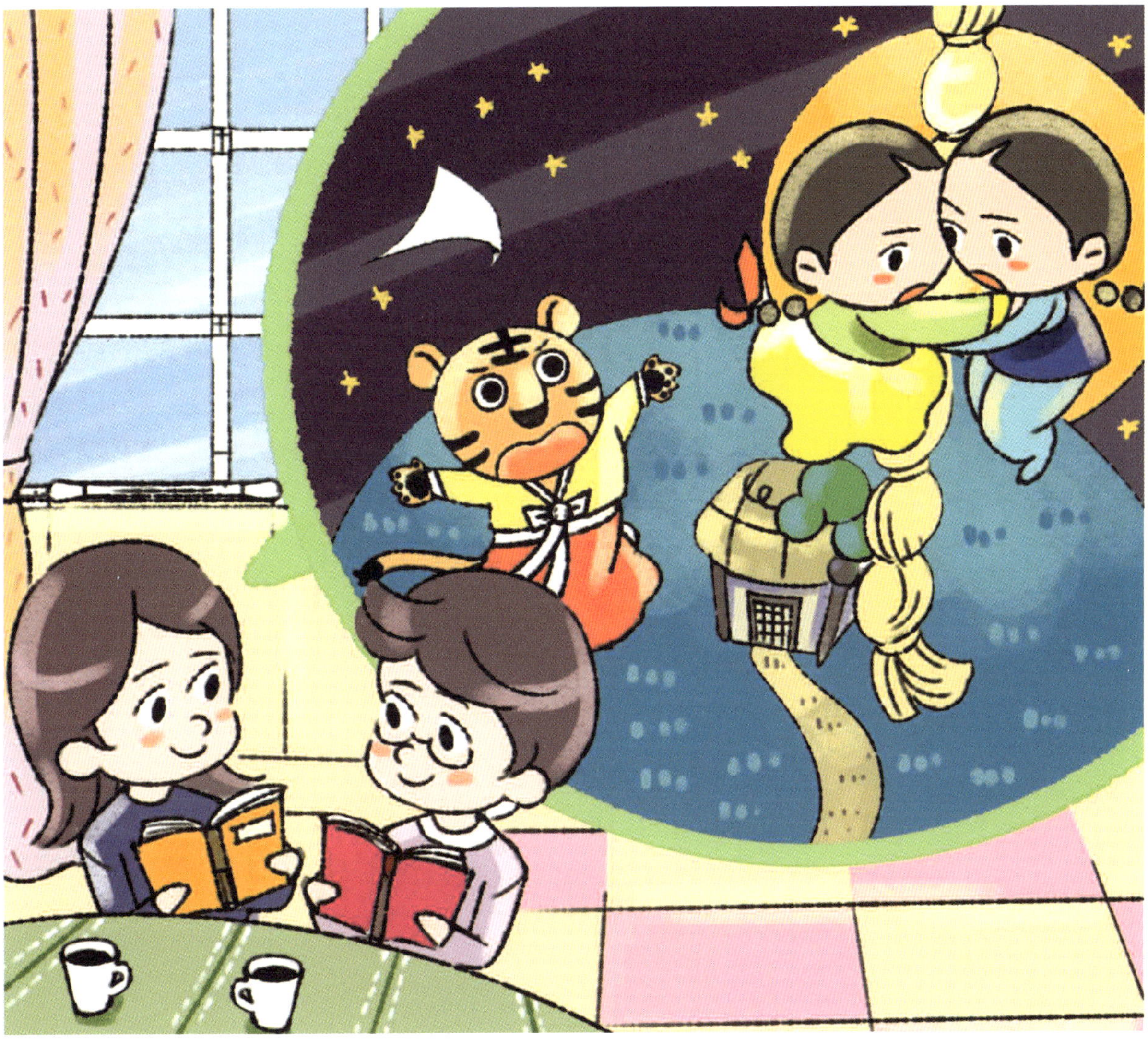

▶ 숨은 그림 : 낫, 면봉, 사탕, 도자기, 못, 성냥

4•3 지각력

왼쪽 나비그림의 방향을 보고 같은 방향의 집을 찾아보세요.

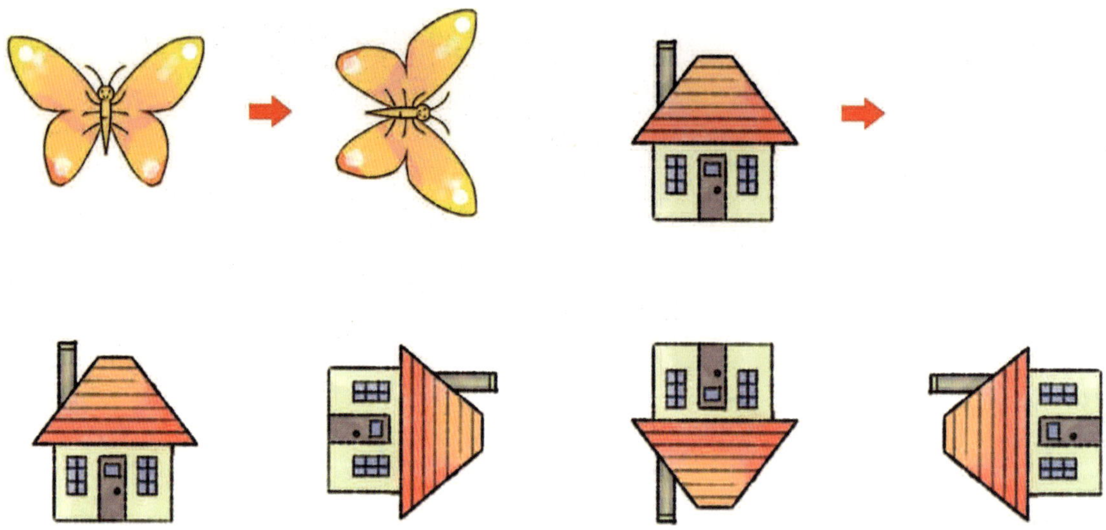

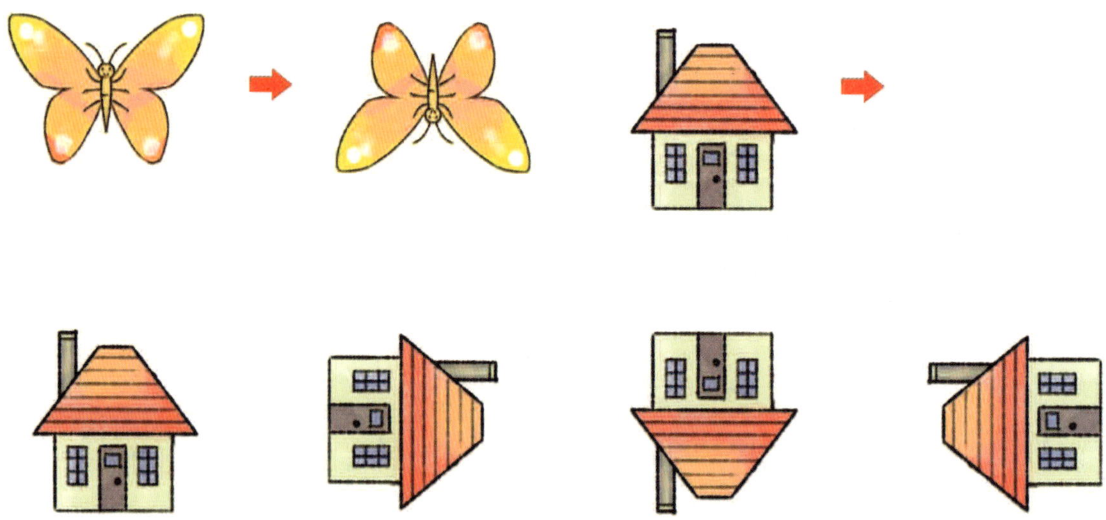

4•4 기억력

1. 다음 동전의 금액과 동전 속 그림의 이름을 적어보세요.

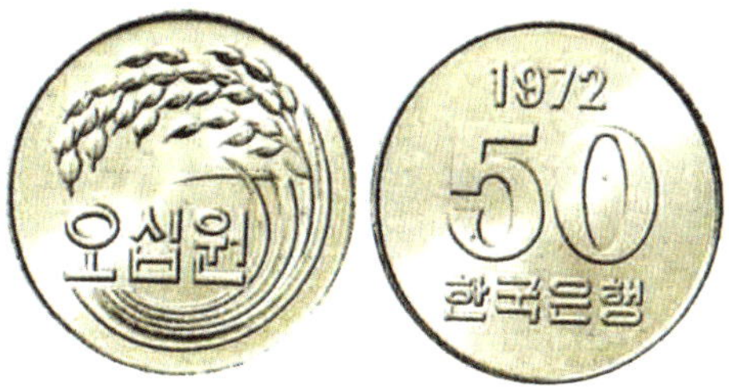

▶ 금액 :

▶ 이름 :

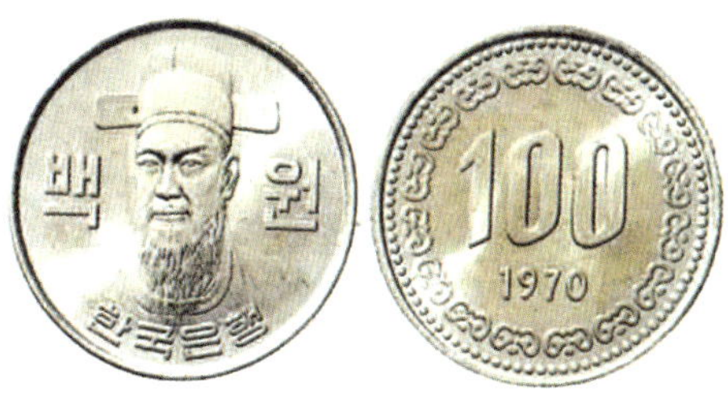

▶ 금액 :

▶ 이름 :

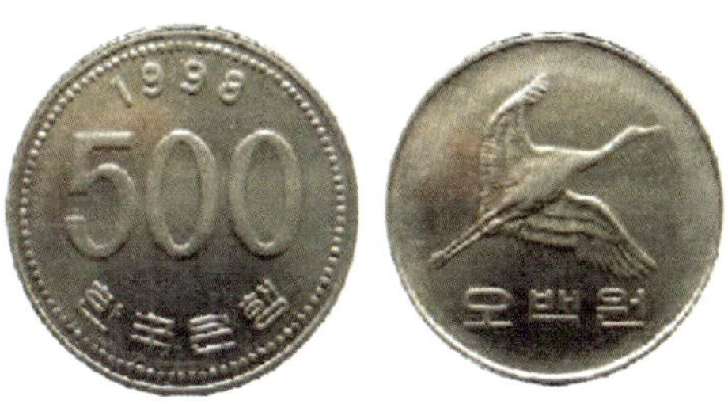

▶ 금액 :

▶ 이름 :

2. 활동지를 덮고 어떤 동전이 있었는지 말해보세요.

3. 동전의 크기순으로 적어보세요.

❶	❷	❸

4·5 언어력

1. 다음 빈칸에 공통적으로 들어가는 말을 적어보세요.

그림의 (　　　)
남의 (　　　)이 커 보인다.

(　　　)난 집에 부채질 한다.
강 건너 (　　　)구경

(　　　　　)도 식후경
(　　　　　) 찾아가자 일만 이천 봉

(　　　)에는 해가 떠 있어요.
새와 비행기는 (　　　)을 날 수 있어요.

2. 다음 그림을 보고 어떤 속담 상황인지 이야기해보세요.

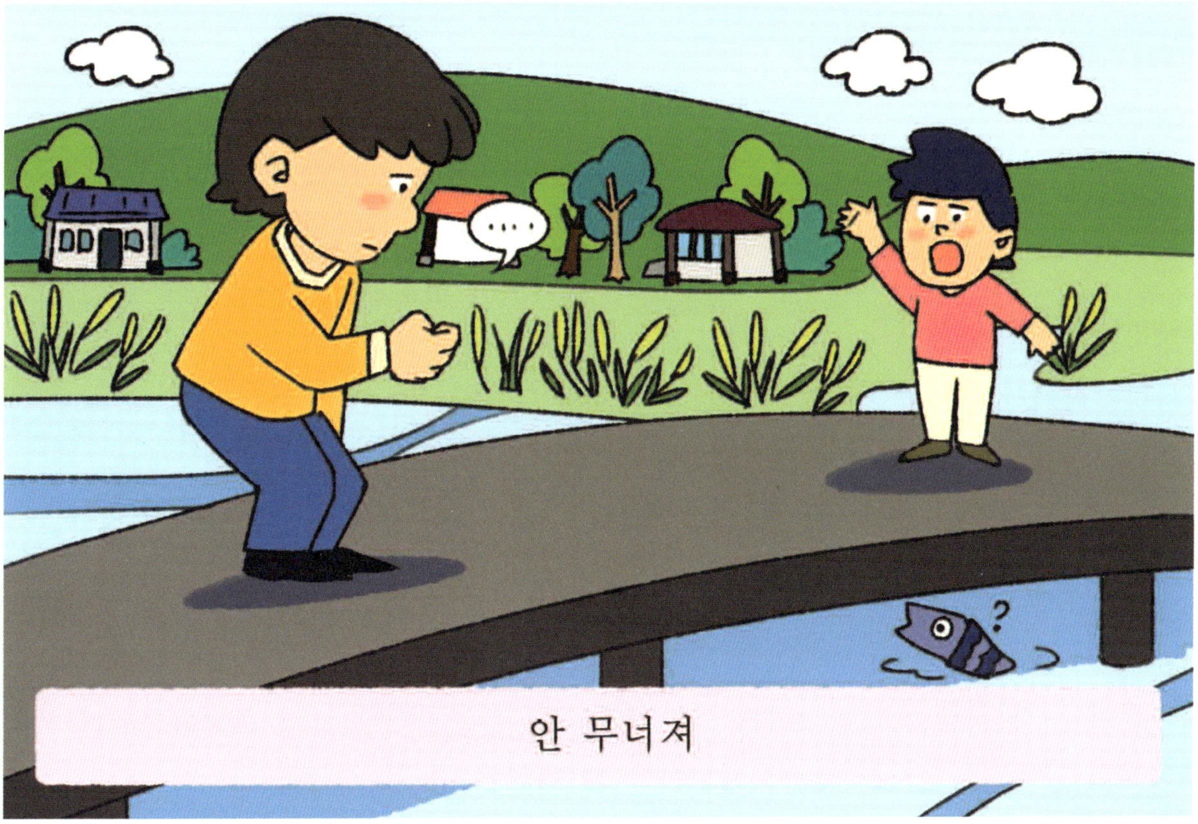

3. 테두리 선을 벗어나지 않도록 속담을 적어보세요.

돌다리도 두드려보고 건너라

돌다리도 두드려보고 건너라

돌다리도 두드려보고 건너라

돌다리도 두드려보고 건너라

돌다리도 두드려보고 건너라

년 월 일 요일 오늘 날씨

오늘 나의 기분을 체크하고 이유를 적어보세요. 기쁨 / 슬픔 / 편안함 / 불안함

이번 주에 있었던 기억에 남는 일을 한 가지 이상 떠올려보세요.

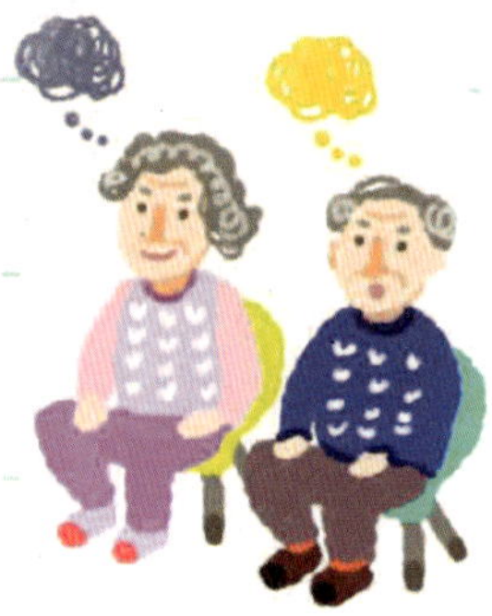

오늘 가장 많은 시간을 보낸 장소를 떠올려보세요.

오늘 제일 맛있었던 식사 메뉴를 떠올려보세요.

오늘 나의 하루를 정리해보세요

아침

점심

저녁

오늘의 일기

오늘 나의 건강 관리(색칠해주세요)

	부족		충분
운동(걷기, 스트레칭 등)			
먹거리(식이조절, 금주, 금연)			
여가(사회활동, 취미생활)			

내일 하고 싶은 것을 자유롭게 적어보세요.

4•6 판단력

왼쪽 사진을 보고 맞는 계절을 찾아 ○해보세요.
사진의 느낌도 적어보세요.

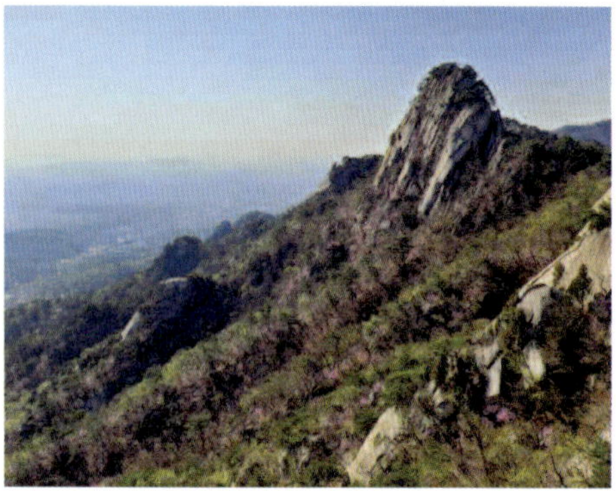

봄 여름 가을 겨울

▶ 느낌 :

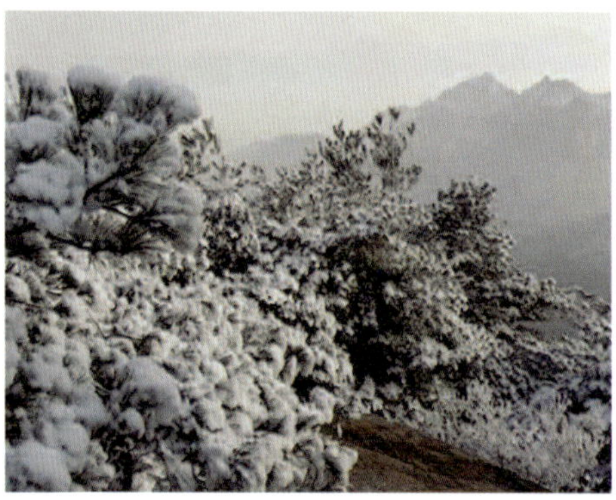

봄 여름 가을 겨울

▶ 느낌 :

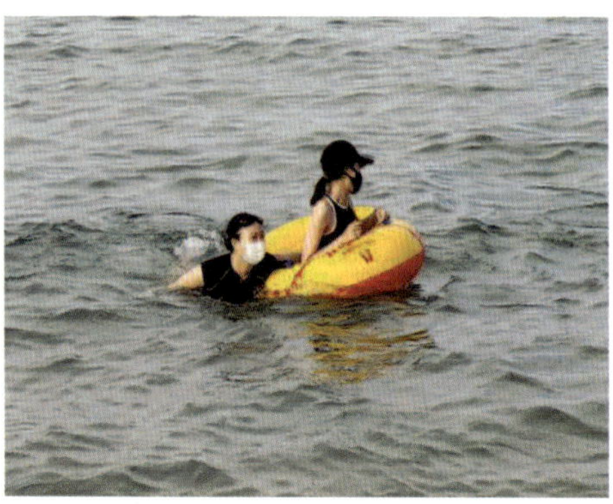

봄 여름 가을 겨울

▶ 느낌 :

4·7 시공간력

1. 왼쪽 그림과 대칭이 되도록 오른쪽에 그려보세요.
2. 아래쪽도 대칭이 되도록 그려보세요.
3. 그림이 완성되면 색을 칠해보세요.

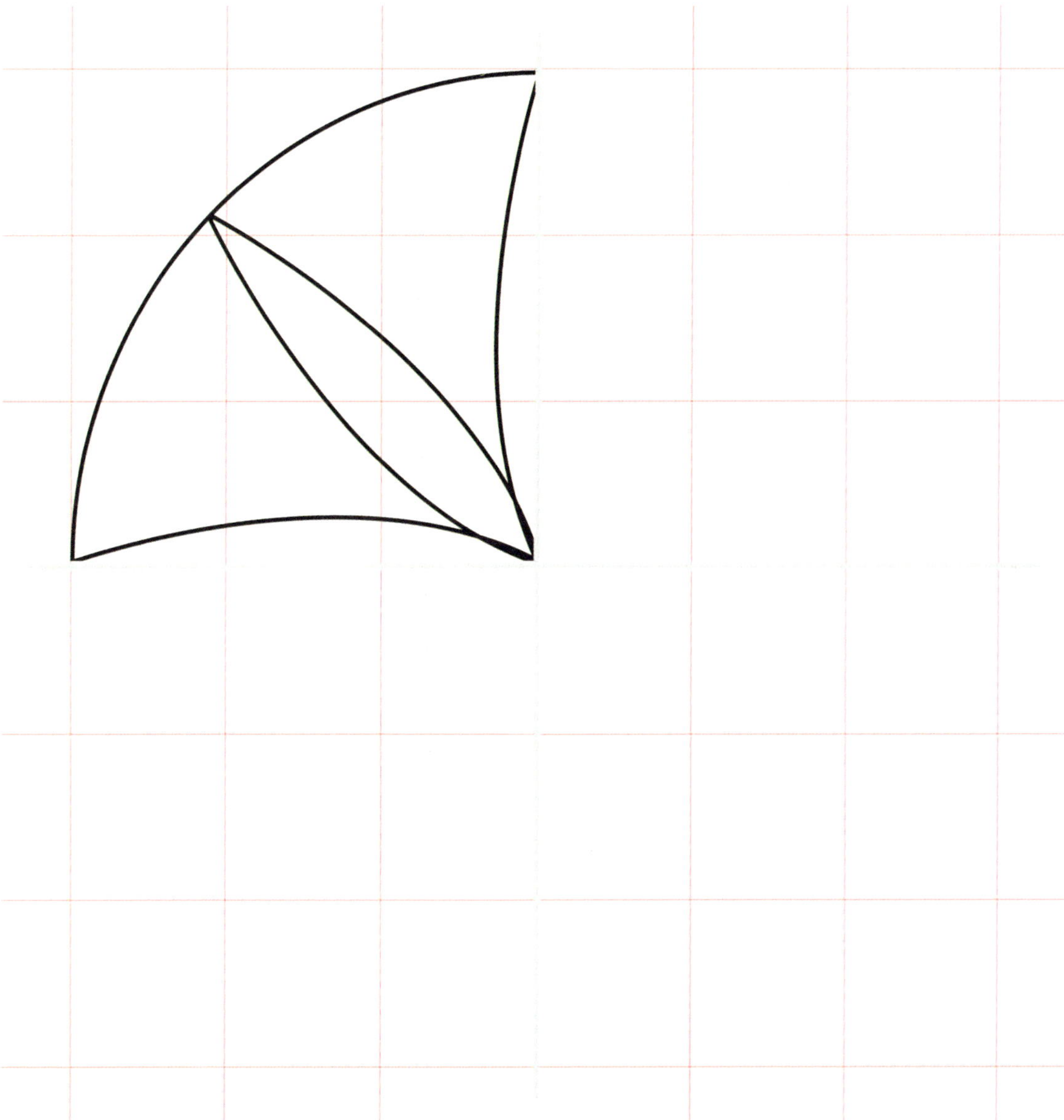

4·8 계산능력

다음 숫자들을 단위별로 표기해보세요.

	1000단위	100단위	10단위	1단위
23				3
515		5		
1461	1			
6780				
951				
46			4	
158				
단위별 합계		26		

4주 인지훈련프로그램

4·9 활동능력

만다라 그림을 보기 좋게 색을 칠해보세요.

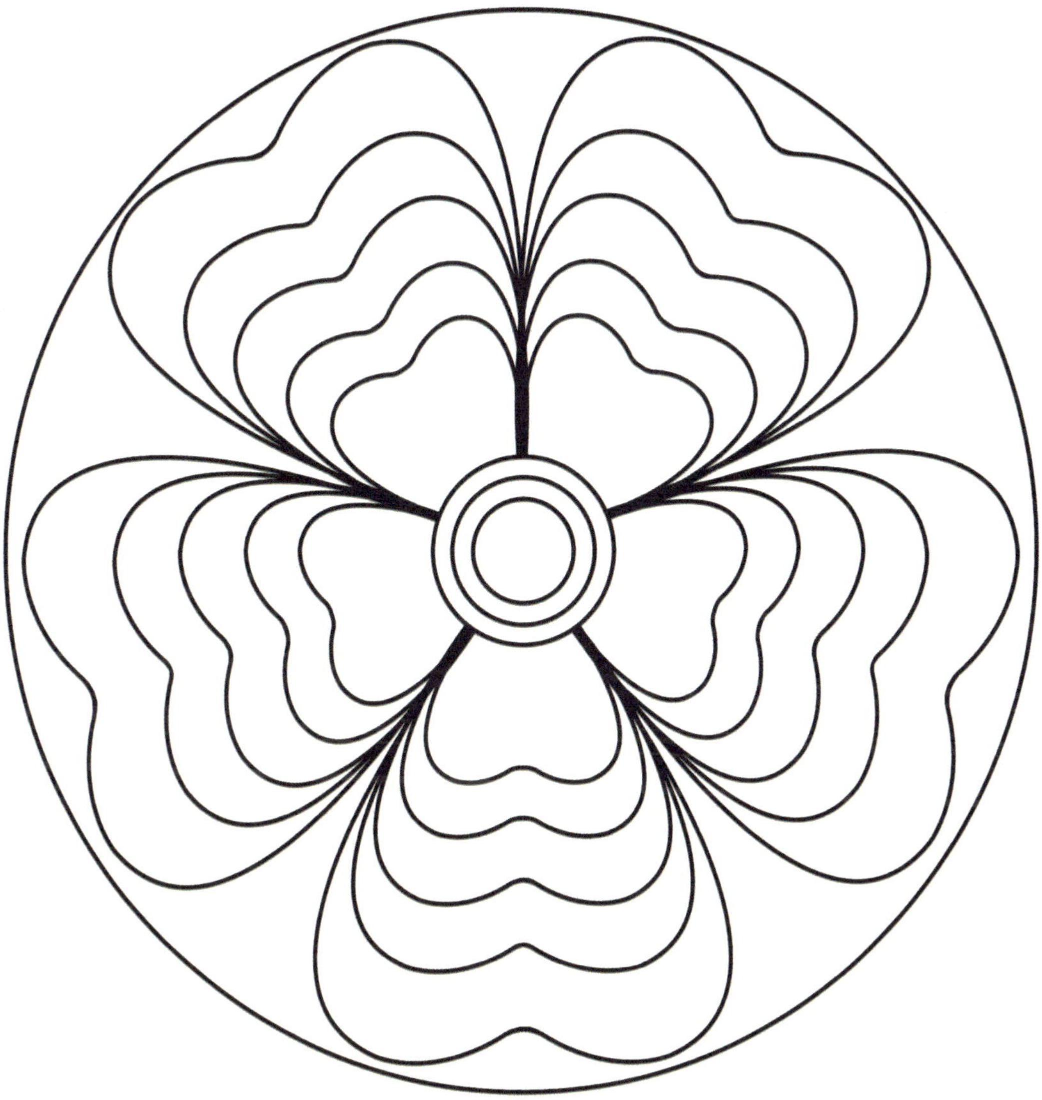

년 월 일 요일 오늘 날씨

오늘 나의 기분을 체크하고 이유를 적어보세요. 기쁨 / 슬픔 / 편안함 / 불안함

이번 주에 있었던 기억에 남는 일을 한 가지 이상 떠올려보세요.

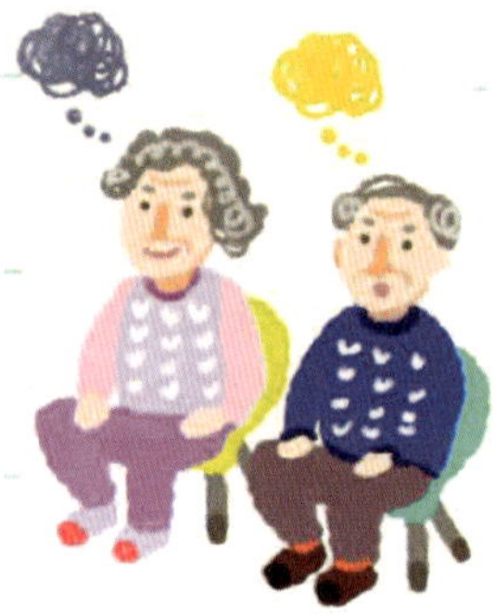

오늘 가장 많은 시간을 보낸 장소를 떠올려보세요.

오늘 제일 맛있었던 식사 메뉴를 떠올려보세요.

오늘 나의 하루를 정리해보세요

아침

점심

저녁

오늘의 일기

오늘 나의 건강 관리(색칠해주세요)

	부족		충분
운동(걷기, 스트레칭 등)			
먹거리(식이조절, 금주, 금연)			
여가(사회활동, 취미생활)			

내일 하고 싶은 것을 자유롭게 적어보세요.

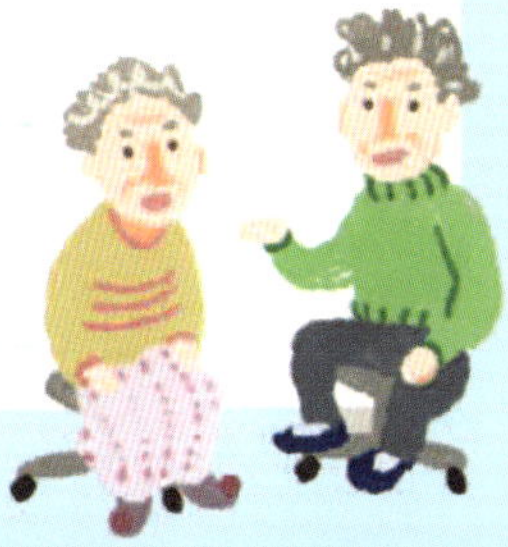

저자소개

장일상

(사)행복나눔연구소 대표
100세건강연구소 소장
이혈건강심리상담협회 회장
(사)국제명상치유센터 이사

임효림

한국교육경영아카데미(주) 대표
코스모평생교육원 원장
나우인터넷신문
원더풀문화예술협동조합 이사
하이서울라이온스클럽 회장

인지활동 프로그램 ⑥

인지력 향상을 위한

뇌건강 활동지 ❷

2022년 5월 15일 1판 1쇄 인쇄
2022년 5월 21일 1판 1쇄 발행

저자 장일상·임효림
그림 최윤정
펴낸이 조재성
펴낸곳 서현사

등록 2002년 8월 14일 제03-01392호
주소 경기도 고양시 일산동구 중앙로 1055번지 레이크하임 206호
전화 031-919-6643
팩스 031-912-6643

ISBN 979-11-88986-46-0 94510
979-11-88986-29-3(세트)

정가 6,000원